암!
면역이면 충분하다

암 자연치유를 위한 항암면역식품 AHCC

서재건 지음

건강다이제스트 社

CONTENTS

책을 펴내면서 · 4
프롤로그 · 6

CHAPTER _ 1
면역을 바로 알면 암이 두렵지 않다

01 암과 면역력 그 촘촘한 그물망 · 10
02 암을 치유하는 버섯 다당체의 면역 원리 · 24

CHAPTER _ 2
활성 버섯 다당체 AHCC 제대로 알기

01 의사들도 처방하는 AHCC 무엇인가? · 30
02 AHCC는 버섯, 그 이상의 면역력 증진제 · 32
03 AHCC의 안전성은 최고 수준 · 34
04 AHCC의 국제적 연구 현황 "놀라워" · 36

CHAPTER _ 3
AHCC의 과학적인 면역증진 효과

01 암 치료에 AHCC 어떤 작용 하길래? · 40
02 AHCC 섭취 후 암 환자의 면역 상태가 변화하는 진짜 이유 · 49

CHAPTER _ 4

AHCC와 암 임상 결과 속으로

01 암세포가 줄어들고 진행이 멈추고 • 54
02 간암에 AHCC "생존율 증가, 재발률 감소" • 56
03 위암에 AHCC "회복되는 사례로 효과 입증" • 62
04 유방암에 AHCC "유의하게 연명 효과 입증" • 68
05 폐암에 AHCC "재발과 전이 막는 데 효과 입증" • 80
06 대장암에 AHCC "생존율 증가로 주목" • 86
07 두경부암에 AHCC "종양 축소 효과로 관심" • 93
08 자궁암에 AHCC "실험결과 인유두종 바이러스가 사라졌다" • 97
09 난소암에 AHCC "종양 증식 억제에 효과" • 104
10 다발성 골수종에 AHCC "암세포가 사라진 임상사례" • 109
11 췌장암에 AHCC "부작용 경감과 삶의 질 향상에 도움" • 113

CHAPTER _ 5

화학요법(항암제)과 AHCC 어떤 비밀 있을까?

01 AHCC는 항암제 부작용 감소에 큰 효과 • 116
02 항암제의 부작용 경감 효과 5가지 • 118
03 AHCC는 항암 치료 중에 사용하는 것이 안전한가? • 123

에필로그 | 암 치료 시 AHCC 적용 방법 • 124

| 책을 펴내면서 |

면역 활성화 방안을 찾는 데 도움이 되기를 바라며…

지금까지 면역의학, 면역생리학 그리고 정신면역학 등 면역학 관련 연구들은 한결같이 면역네트워크만 건강해지면 암은 저절로 소멸된다고 말하고 있다. 하지만 현실은 암의 치료에 번번이 실패하고 있다. 그 이유는 암을 치료하는 현대의학의 모든 치료방법들이 이런 면역네트워크를 철저히 말살시키는 방식밖에 없기 때문이다.

이래서는 안 된다는 자성의 목소리도 있지만 현실적 대안이 없는 상태에서는 의사나 환자 모두 달리 뾰족한 대안이 없을 수밖에 없다. 그래서 암을 치료하는 의사나 환자와 그 가족 모두는 희망에 대해 말하는 것을 조심스러워 할 수밖에 없다.

우리가 아는 상식에 따르더라도 희망을 말할 수 있어야 교감신경 우세에 고착된 자율신경계를 부교감신경 우세로 돌려놓을 수 있을 텐데…. 그래야 면역네트워크가 활성화되고 몸이 암을 이기는 상태로 회복될 수 있을 텐데….

'과연 이 복잡한 면역네트워크를 모두 활성화시키는 물질이 지구상에 존재할까?' 하는 질문에 대한 대답을 찾는 이들에게 한 가지 반가운 소식을 전하고자 이 책을 쓰게 되었다.

지난 15년간 암 환자를 치료하는 많은 방법들을 연구하고 실험하였다. 그동안 안 해본 것이 없을 정도로 다양한 노력을 한 이유는 암을 치료할 수 있는 확실한 방법을 한 가지라도 찾아내기 위한 것이었다.

세상엔 수없이 제시되고 있는 다양한 좋은 치료방법들이 있지만 암에 관한 한 단연 면역 활성화 방법이 가장 중요한 치료 방법임에 틀림이 없다. 그 중 버섯 다당체는 암에 대하여 특별한 면역 활성화 방안이라고 말할 수 있을 것 같다. 임상적 경험과 버섯 다당체를 이용한 각종 연구 논문들이 모두 같은 사실을 말해주고 있다.

그래서 베타글루칸을 중심으로 버섯 다당체의 암 면역 활성화가 최근 이슈가 되고 있기에 대표적 버섯 다당체 면역 활성화 물질인 AHCC를 암 환자와 그 가족들에게 소개하기로 결심하였다. 그 이유는 AHCC를 오랫동안 임상에 적용해 본 의사로서의 경험으로 볼 때 암 환자의 면역네트워크를 깨어나게 하는 데 매우 훌륭한 역할을 하고 있기 때문이다.

다른 한편으로는 암 환자를 지금처럼 몸의 면역네트워크를 철저히 말살하는 병원 중심의 공격적인 치료방법에만 맡겨두어서는 안 되겠다는 일말의 양심 때문이다.

사실 암 환자와 가족이 신경 써야 할 것들이 너무 많다. 알아야 할 것도 많고 결정해야 할 것도 많은데 정보는 너무 단편적이다. 그리고 암 환자의 치료를 위해 지불해야 할 비용도 너무 크다. 이런 상황에서 국가에서는 암 환자의 경제적 부담을 줄여주는 정책의 일환으로 수술, 항암치료와 방사선 치료비에 대해서는 보험 적용을 확대하였기에 환자와 보호자는 비교적 저렴해진 병원의 치료에 목을 맬 수밖에 없는 상황이 되고 있다. 하지만 우리 모두 좀 더 냉철해졌으면 좋겠다. 암에 대한 모든 연구가 면역 저하가 문제라고 하고 있는데도 병원의 의사가 제공하는 치료법이라는 이유로 계속해서 면역력을 심각하게 저하시키는 치료를 받아야 하는지를.

필자의 생각에는 암 환우와 가족들이 병원의 검사를 받고 자문을 구하되 치료는 좀 더 신중했으면 좋겠다. 암 보험금을 타서 병원치료에만 사용하지 말고 다양한 면역 활성화 방안을 찾아 시도했으면 좋겠다. 그리고 더 공부를 했으면 좋겠다. 그리고 자신의 몸이 가진 면역력으로 암을 극복한 예외적인 사람들이 많이 나왔으면 좋겠다. 그리고 다른 암 환자들의 희망이 되어주길 기대해본다.

글 **서재건** 원장

연세대학교 원주의과대학 졸업 | 전) 서울복음의원, 구로성심의원 원장 | 전) 암 전문병원 행복한병원 병원장 | 전) 경기대학교 대체의학대학원 겸임교수 | 현) 성은실버요양원 원장(www.silver100.kr) | 현) 성은의원 원장(www.happyhospital.or.kr) | 현) 암 난치병연구원(www.amcoach.or.kr)

| 프롤로그 |

AHCC의 항암 면역 효과… 의사들도 인정하다!

AHCC는 건강식품 중에서 유일하게 많은 의사들로부터 인정을 받고 있는 면역물질이다. 따라서 다른 건강식품에 비하여 의사들의 처방을 많이 받고 있으며, 다양하게 검증된 임상 적용 결과와 대규모 병원 연구 결과를 함께 가지고 있다.

그러므로 의료 이외의 방법에 대하여 치료 효과를 인정하는 것을 꺼리는 보수적인 의사들로부터 비교적 저항이 적은 편이라 할 수 있다. 이 책에서는 말기 암 환자를 돌보는 임상의사로서 AHCC를 처방하면서 고맙게 느낀 점에 대하여 솔직하게 기술해 보겠다.

첫째, 음용하기 편하다는 점이 강점이다. 말기 암 환자의 경우는 이미 신진대사를 비롯한 대부분의 정상 시스템이 파괴되어 있어 좀처럼 환자가 받아들이고 반응하는 물질을 찾기 힘들다. 그런데 AHCC는 효소 처리과정을 거쳐서인지 거의 모든 분들이 복용에 어려움이 없었다. 초기부터 말기 상태에 이르기까지 모두 복용하기 쉬웠다. 무엇을 주어도 복용하기 어려워하는 환자의 경우에도 어려움이 없으므로 선택의 폭이 넓다.

둘째, 암의 종류에 상관없이 암 환자의 면역 증진에 다 유용하다는 점이다. 아직 개별 암에 대한 특이 면역치료는 없다. 일부의 경우 선택적인 암 치료에 효과적인 항암제가 있지만 역시 정상세포에도 유해하며, 면역력을 키우는 방법이 아니라 면역력을 억제하는 방법의 일종이다. 그러므로 어떤 항암치료를 하든지 상관없이 면역력을 높이는 보조요법이 필요하다. 건강식품에 대한 주치의의 신념과 말에 상관없이 암 환자에게는 실질적으로 면역력을 높이는 보조요법은 필수사항이다.

특이 면역치료법은 아직 성공한 예가 없지만 모든 면역시스템을 활성화시키는 비특이 면역은 대부분 암 환자에게 유용한 결과를 주고 있다. 그리고 암 치료에 있어서 실제로 중요한 면역은 선천면역인 비특이 면역력이다. 비특이 면역력은 항암치료나 방사선치료 그리고 항생제 치료에 특히 취약한 소화기관(위, 십이지장, 간, 췌장, 비장, 소장, 대장 등)과 점막세포(비강점막, 소화기관 점막, 질과 자궁, 전립선 등 생식세포 점막, 기관지점막 등)들이 담당한다. AHCC를 비롯한 버섯 관련 면역은 일차적으로는 이런 비특이 면역력을 강화시키지만 곧 2차적으로 특이 면역세포들인 T임파구, NK세포, NKT세포 등을 활성화시킨다. 즉, 전체 면역시스템을 회복시킨다는 사실을 꼭 기억하자.

셋째, 비교적 의사들의 동의를 얻기 쉽다는 점이다. AHCC는 초기부터 의사들의 임상연구와 대학병원의 실험을 통해 그 효능 및 효과를 점검 받아왔다. 그러므로 주치의가 대체식품에 대하여 부정적이더라도 조금만 관심을 가지고 국제 논문을 검토해 볼 성의가 있다면 AHCC와 관련하여 의사들이 쓴 임상논문과 대학병원 연구소의 실험논문을 쉽게 찾아볼 수 있으므로 비교적 저항이 적은 편이다.

넷째, 항암치료를 비롯한 의학적 치료와 병행하여도 의학적 치료 효과를 떨어뜨리지 않는다는 사실이다. 심지어는 구체적인 항암치료제와 병행한 연구 논문들이 많이 발표되어 있으며, 항암치료 단독의 경우보다 우월한 효과를 보고하였다.

그러므로 관심이 있다면 항암치료와 병행한 논문을 찾아 주치의의 동의를 얻을 수 있다. 무조건 병원치료 이외의 것은 다 중단하라는 말만 듣고 염려하지 말고 적극적으로 자료를 가지고 가 설득하기 바란다.

치료되어야 할 사람은 의사가 아니라 자신이고 내 가족들이란 사실을 기억하자. 경우에 따라 보수적인 주치의인 경우 원하는 협력을 얻지 못할 수 있다. 그래도 포기하지 말고 복용하기 바란다. 환자와 가족의 믿음이 중요하다.

AHCC에 대한 책자는 일본, 미국 및 국내에도 많이 있지만, 이 책에서는 AHCC의 항암 면역기능에 대해 중점적으로 다뤄보고자 한다.

AHCC는 건강식품 중에서 유일하게 많은 의사들로부터 인정을 받고 있는 면역물질이다.
따라서 다른 건강식품에 비하여 의사들의 처방을 많이 받고 있으며, 다양하게 검증된 임상 적용 결과와 대규모 병원 연구 결과를 함께 가지고 있다.

면역을 바로 알면
암이 두렵지 않다

CHAPTER 1

암과 면역력
그 촘촘한 그물망

**사각지대가 없는
완벽한 면역 그물망**

인간의 모든 세포는 줄기세포(stem cell: 미분화세포)의 분화로 이루어진다. 혈액 내 면역세포들도 최초 줄기세포에서 마크로파지(전구세포 : 특정 세포의 형태 및 기능을 갖추기 전 단계의 세포)가 된 후 혈구(백혈구, 적혈구, 혈소판)와 림프구(B세포, T세포)로 분화한 것이다. 이 중 면역에 관여하는 백혈구는 전구세포였던 마크로파지를 포함하여 과립구, 림프구 3종류이며 각각 5%, 60%, 35%의 비율일 때가 건강한 면역상태라고 한다.

각 세포마다 저마다의 목적과 기능이 다르지만 서로 연합하여 촘촘한 면역그물을 형성하고 있다. 예를 들면 ▶**과립구**는 외부에서 들어온 상대적으로 크기가 큰 이물질(포도구균, 간균, 결핵균 등)의 침입에 대해 인체조직을 보호하는 작용을 담당한다. 과립구가 활동하는

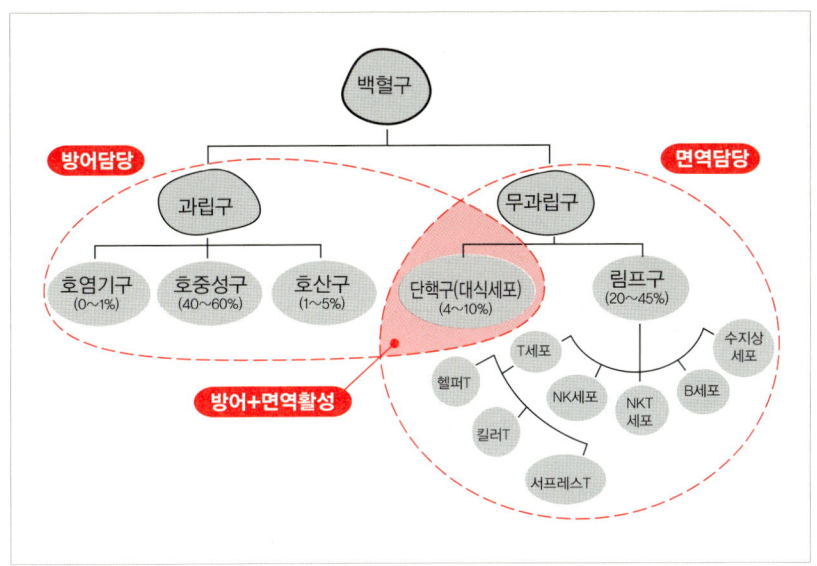

〈과립 유무에 따른 면역세포의 분류〉

곳은 누런 고름이나 농이 배출되며 심하면 조직의 파괴가 동반된다.

반면 ▶림프구는 바이러스에 감염된 세포나 수명을 다한 자기세포 그리고 암세포로 변한 자기세포를 죽이는 면역작용을 담당한다. 즉, 외부로부터의 균의 침입을 막는 과립구의 면역작용과 내부의 자기세포의 악영향으로부터 자신을 지켜내는 림프구의 면역작용이 잘 분담되어 있는 것이다.

전 생애를 책임지는 완벽한 면역시스템

인간의 면역시스템은 출생하기 전부터 엄마의 뱃속에서 완벽하게 준비된다. 이를 자연면역(선천면역)이라고 명하며 불특정한 모든 공격으로부터 자신을 보호하는 면역작용을 수행하므로 비특이 면역이라 말하기도 한다.

피부와 호흡기 점막 그리고 내장기관과 질의 점막은 언제나 외부로부터 침입을 받을 수 있는 곳인데 이런 곳들이 대표적 비특이 면역기관이다. 예를 들면, 대표적 면역세포로 알려진 B세포의 70%는 혈관이 아닌 소화기관 벽에 존재한다. B세포가 소화기관, 특히 점막세포와 그 주변에 많이 존재하는 이유는 매일 수십 차례 음식물이 들어오는 곳이기 때문이다. 음식이 들어올 때는 어김없이 균도 들어오기 때문에 면역시스템이 출생 전부터 준비되어야 한다면 당연히 소화기관이 빠져서는 안 되는 곳이다.

피부도 대표적인 비특이 면역기관이다. 피부가 접하는 모든 환경은 언제나 균들로 넘쳐난다. 따라서 피부의 상피세포에는 랑게르한

선천면역(=비특이 자연면역)	후천면역(=특이 획득면역)
• 과립구, 혈관내 단핵구 • 대식세포 • NK세포 • NKT세포 • 수지상세포 ※ 모든 항원에 반응하므로 비특이 면역이라 한다.(기억세포 형성안함).	• T세포 • B세포 ※ T세포와 B세포는 경험한 항원에 대해 면역기억세포를 만들어 기억된 항원에만 반응하므로 이를 획득면역이라 한다.

〈선천면역과 후천면역 담당세포〉

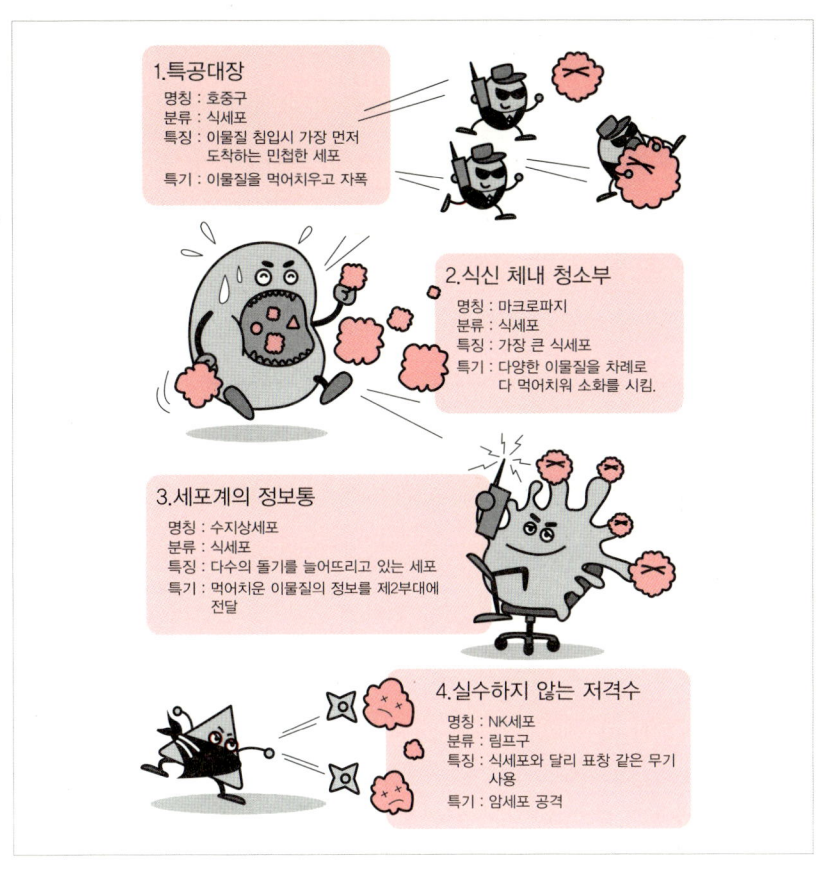

〈자연면역 세포들의 역할〉

스세포라는 골수에서 유래한 수지상세포가 존재하며, 피부 면역을 담당하고 있다.

  소화기관 점막의 B세포나 피부의 수지상세포 그리고 각 기관마다 존재하는 대식세포 등은 항원전달세포라고 불리기도 한다. 그 이유는 이들 세 종류의 면역세포들이 인체의 전 영역에서 헌병, 경찰, 수

사관처럼 기능하기 때문이다. 병균, 병든 세포 혹은 암세포 등을 만나면 즉시 공격하고 자신이 발견한 항원을 면역사령관인 헬퍼T세포에게 전달, 보고하여 인체의 전체 면역시스템이 상황을 인지하도록 매개체 역할을 담당하고 있다. 이처럼 출생 전부터 비특이 면역은 충실히 준비된다.

항원에 의해 활성화된 B세포는 효과적인 항체를 대량으로 만들어 공격하면서 한편으로는 기억세포를 만들어 적을 정확히 기억할 수 있도록 한다. 수지상세포에 의해 활성화된 킬러T세포와 헬퍼T세포도 대량의 공격 능력을 갖춘 T세포를 만들어낼 뿐 아니라 대량의 기억세포도 함께 만들어낸다. 그 이유는 같은 병균이 다시 침입하는 경우 처음보다 더 빠르고 정확하며 효과적으로 대응하기 위한 획득면역시스템을 갖추기 위해서다.

이렇게 한 번 경험한 병원균에 대해서는 몸이 평생 그 병원균을 기억하게 되는데 이를 '면역기억'이라고 말한다. 그러다가 동일한 균이 침범하면 별도의 항원전달세포 등에 의한 활성화 과정이 없어도 이미 만들어 두었던 다수의 기억세포가 이를 즉시 인지하고 바로 효과적인 공격세포들을 대량 복제해 낼 수 있다. 그렇기 때문에 1차 침입 때와 달리 고생도 덜하고 위험하지도 않게 면역전쟁을 마무리 지을 수 있게 되는 것이다.

암세포를 공격하는 면역세포 어떤 것들이 있을까?

면역학자에게 "과연 인간의 면역계가 암세포를 이길 수 있을까요?"라는 질문을 한다면 답은 "있습니다."라고 할 것이다. 젊고 건강한 사람이라도 정상적인 세포가 매일 수천 개씩 암세포화 되고 있다. 그래도 발병하지 않는 것은 면역계, 특히 NK세포와 NKT세포가 매일같이 암세포를 퇴치하고 있기 때문이다. 이미 암이 2기 혹은 3기로 진행된 경우에도 자신의 면

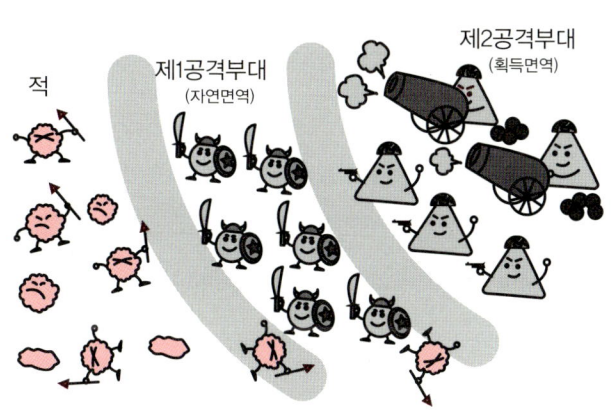

※ 1차 방어선은 칼과 몽둥이 같은 구식 무기를 가진 각개 전투병이 담당하고 2차 방어선은 화포를 갖춘 B세포와 총을 갖춘 막강 화력진으로 구성되어 있다. 하지만 암과의 싸움은 멀리 있는 적을 장거리 화력으로 공격하는 싸움이 아니다. 오히려 자신의 땅을 사수하는 것과 같은 싸움이다. 이런 싸움엔 화기가 아니라 백병전에 능한 군인이 이긴다. 미국이 첨단 무기를 가지고도 베트남과 중동에서의 싸움에서 번번히 질 수밖에 없는 것은 개개인의 훈련된 전투력과 정신력이 아닌 무기에 의존하는 싸움이기 때문인 것과 같은 이치다.

〈1차, 2차 면역 방어선〉

역력으로 암세포가 축소 및 위축된 예가 많이 있다. 즉, 인류의 면역계는 암세포와 싸울 만한 힘을 갖추고 있는 것이다.

　인류는 의학과 기초학문이 발달하면서 그동안 가려졌던 면역에 대한 진실을 알아가고 있는 중이다. 30~40년 전에는 특이 면역만이 중요하게 여겨졌었다. B세포와 킬러T세포 같은 특이 면역세포가 일반 항원에 반응하는 방식처럼 암세포에게도 반응하여 공격하고 죽일 수 있는 방법을 찾고자 천문학적인 돈을 투자하여 연구하였다. 하지만 그런 방법은 없다는 사실만 발견하고 실패했다.

　반면에 중요한 진실을 발견하였는데 그것은 역설적으로 너무나 평범하다고 여겼던 비특이 면역을 활성화하면 암과 난치병도 치료할 수 있다는 점이었다.

　암세포는 외부에서 들어온 병원균이 아니다. 오히려 정상의 자기 세포가 돌연변이를 통해 암화한 세포들이다. 따라서 B세포처럼 미사일 공격보다는 킬러T세포처럼 각개 전투를 벌이는 것이 효과적이다. 각개 전투 방식으로 싸우는 면역세포들은 대부분 1차 면역 저지선에서 임무를 담당하는 면역세포들이다. 또한 이미 암이 발병한 환자라면 면역 전달체계가 고장이 나 있는 경우라고 보아야 한다. 1차 저지선의 면역세포 중 수지상세포 같은 항원전달세포의 도움이 없다면 2차 저지선의 킬러T세포가 스스로 활성화되길 기대할 수는 없는 상황이란 걸 유념해야 한다. 그럼 암세포를 담당하는 세포면역에 대해 밝혀진 최신 의학지식을 살펴보기로 하자.

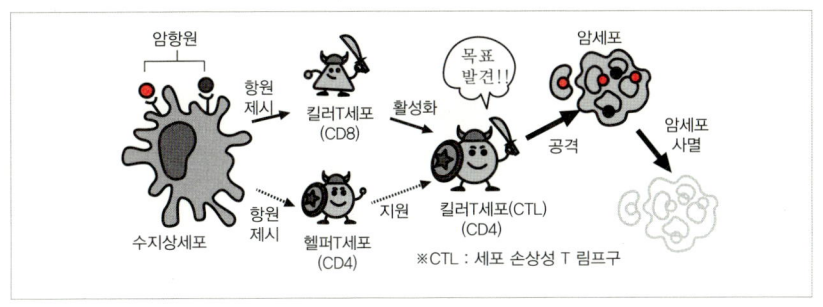

〈킬러T세포의 암세포 공격〉

- 암에 대항하는 특이 면역세포는 B세포가 아니라 T세포다. T세포에는 흉선에서 분화한 T세포와 흉선 외에서 분화한 T세포가 존재한다. 흉선에서 분화한 T세포는 특이 면역을 담당하고, 흉선 외에서 분화한 T세포(NK세포와 NKT세포)는 비특이 면역을 담당한다.

- 흉선분화세포는 헬퍼T세포, 킬러T세포, 서프레서T세포가 있고 그 중 암세포의 살상을 담당하는 세포는 킬러T세포. 이들 흉선분화T세포는 사춘기까지 활성화되다가 이후에는 나이가 들면서 퇴화한다. 하지만 면역 기억능력이 있어 평생 면역기능을 소유한다. 이들은 암세포 중 HLA표시(단백질 인자)가 있는 암세포만 담당하며, 암세포의 자극이 있을 때만 혈액 속에서 증가한다. 즉, 암세포가 있어도 휴지기 상태로 분열하지 않고 정상세포를 공격하지 않으면 암세포를 공격하지 않는다. 또한 암세포 중에는 HLA표시를 떼어버리는 방식으로 자신의 정체를 숨기는 지능적인 암세포가 많이 있어 킬러T세포가 무기력한 경

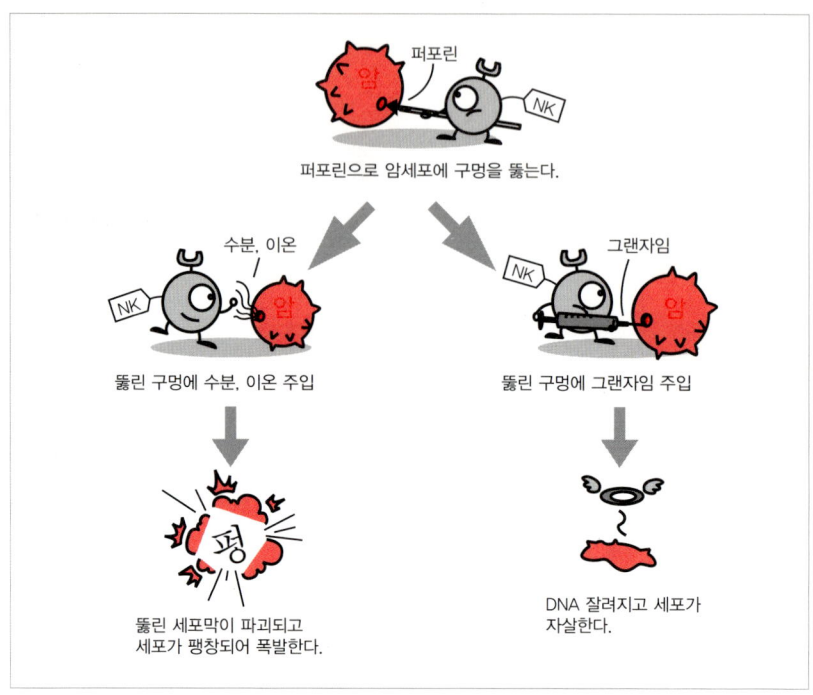

〈NK세포의 암세포 공격〉

우가 많다. 킬러T세포만으로는 암 치유가 사실상 어렵다.

- 40년 전에 새로이 발견된 NK세포는 이전에 눌세포로 불리던 림프구다. 킬러T세포와 달리 흉선을 거치지 않으며 나이와 함께 그 수가 증가한다. 20~30대의 건강한 사람의 경우 혈액 중에 있는 림프구의 약 10~15%이지만 50~60세에 이르면 약 20%로 상승한다. 하지만 스트레스를 받거나 지나친 교감신경 우세 상태에서는 그 활성도가 현저히 떨어지는 단점이 있다. 이들은 소화관 주변의 마크로파지에서 분화하며 T세포와 달리 전신의 혈

액에 항상 50억 개 정도가 골고루 존재하며 암을 감시하고 공격한다. 부교감 상태로 충분히 이완이 되면 활성도가 높아지고 그 수가 200억 개로 상승하기도 한다. NK세포는 세포 표면의 당쇄(간단한 당의 연결)를 인지한다. 대부분의 암세포는 당에 민감하게 집착하므로 이들이 암세포를 발견하는 데 더 효과적이다. 이들은 HLA표시를 떼어버린 암세포도 인지하고 공격한다. 주로 혈액암, 림프암, 유방암 세포 등을 효과적으로 공격하는 것으로 연구되어 있지만 다른 고형암에도 효과적이다. 1차 면역 방어선에 소속된 면역세포로 수지상세포 혹은 헬퍼T세포의 도움 없이도 암을 스스로 발견하고 공격한다. 세포면역치료 방법을 주장하는 병원에서 가장 중요시하는 세포가 NK세포다. 환자의 몸에서 줄기세포를 추출하고 사이토카인을 주입하여 성숙한 NK세포로 복제, 분화시키고 또 다른 사이토카인을 처리하여 활성화한 후 환자의 몸에 다시 주입해주는 원리를 사용하고 있다.

- 반면 30년 전에 새로이 발견된 NKT세포는 골수, 간, 생식기 점막에서 분화하며 세포 표면의 당지질(당을 구성성분으로 함유하는 지질군)을 인지한다. NK세포, 킬러T세포 및 헬퍼T세포의 기능을 모두 가지고 있어 모든 종류의 암세포를 직접 죽일 수 있다. 또한 암의 증식이나 전이를 억제하는 작용이 강한 것으로 알려져 있다.

이처럼 인간의 몸 안에서 암세포를 직접 공격할 수 있는 림프구의 종류도 한 가지가 아니라 여러 가지가 구비되어 있다는 사실은 고무적이다. 아마 의학이 더 발전한다면 추가로 암세포를 공격하는 면역세포를 더 발견할 수 있으리라는 기대를 하게 된다. 또한 암세포를 공격하는 면역세포가 골수 혹은 이미 퇴화한 흉선 이외에서도 분화되므로 비록 한 곳의 장기가 암세포화 되었다 하더라도 얼마든지 인체는 면역세포를 필요한 곳까지 이동시켜 암세포를 살상할 수 있다.

면역 활성화의 핵심은 '선천면역'

2012년 노벨생리의학상을 받은 면역 활성화에 관한 논문이 주목을 끌고 있다. 먹보세포(대식세포, B세포, 수지상세포 등의 항원전달세포를 말함)는 어떻게 병원균을 알아볼까? 이것이 이번 노벨상의 핵심이었다. 선천성 비특이 면역계에 해당하는 먹보세포들이 병원균에 있는 단백질 인자 중 TLR을 인지할 뿐만 아니라 이것은 후천성 특이 면역계를 활성화시키는 연결고리를 담당한다는 내용이다.

1989년 미국 예일대의 유명한 면역학자인 찰스 제인웨이 교수는 선천성 면역이 병원균 감염 초반에 중요할 뿐 아니라 후천성 면역을 활성화한다고 주장했다. 그는 "선천성 면역계가 제대로 작동하지 못하면 초기 방어에 문제가 생기고 후천성 면역계도 효과적으로 작용하지 못한다."고 주장했다. 하지만 선천성 면역계가 어떻게 활성화되는지 밝혀내지 못해 그의 주장은 매력적인 가설로만 머물러 있었다.

그 후 1990년대에 호프만 교수가 TLR을 발견해 병원균을 인식하는 선천성 면역의 중요성을 부각시켰다. 그 전인 1970년대에 랠프 슈타이만 박사는 선천성 면역과 후천성 면역을 이어주는 연결고리인 수지상세포를 발견한 바 있다.

따라서 노벨생리의학상 수상시에는 면역 활성화에 관한 이 세 가지 발견이 연결되어 면역 활성화의 핵심이 선천면역 활성화에 달려 있다는 부분이 확실히 밝혀졌기에 3명의 발견자가 공동 수상의 영예를 얻었다.

이제 암 치료의 성패가 어디에 달려 있는지 분명해졌다. 세포성 면역의 활성화가 답이다. 이를 위해 특히 유념해야 할 영역은 선천성 면역의 활성화다. 선천성 면역이 활성화되지 않는다면 후천적 면역도 활성화되지 않는다. 반면에 선천성 면역을 활성화할 수 있다면 전체 면역시스템의 활성화가 저절로 이루어지고 암은 순식간에 치료될 수 있다.

선천성 면역이 활성화되어 대식세포, 수지상세포, NK세포, NKT세포 등이 활성화된다면 어느 곳에서건 새로이 생겨나는 암세포를 죽이고, 암세포의 증식과 전이를 억제할 수 있다. 수지상세포를 통해 헬퍼T세포가 깨어나고 후천 면역까지 활성화된다면 킬러T세포는 수백 배에서 혹은 수천 배로 증식하게 된다. 그렇게 되면 다수의 기억T세포와 함께 공격적인 킬러T세포가 인체 곳곳에 자리 잡고 있는 암세포를 무차별 공격하여 암을 소멸시킬 수 있을 것으로 예측할 수 있다.

면역시스템이 활성화되지 않은 상태에서는 하루에 단 10개의 암세포도 소멸시키지 못하던 면역이었더라도 일단 활성화된 면역이 된다면 상황은 달라진다. 하루에 수천~수만의 암세포도 소멸시킬 수 있는 힘을 가지게 되는 것이다. 아울러 새로이 암화되는 것을 억제하고 증식과 전이도 억제한다면 암은 도무지 자랄 수 없는 환경이 조성되는 것이다. 오히려 정상세포가 암세포의 자리를 차지하게 될 것이고, 가속도가 붙어 순식간에 암을 몸 안에서 흔적도 없이 소멸시키는 것이 이론적으로 가능해지는 것이다.

실제로 전 세계에서 암이 자발적으로 사라졌다는 의사들의 보고가 무시할 수 없을 정도로 적지 않은 편이다. 물론 필자도 여러 차례 경험한 바 있다. 아마 독자 여러분들도 주변에서 같은 증언을 들은 분들이 있을 것이다.

그 외에도 암세포에 효과적인 비특이 면역세포로 마크로파지(대식세포)와 LAK가 있다. 이들도 광범위한 암 종류에 대해 유효하다. 즉 마크로파지 같은 수지상세포로부터 시작되는 선천 면역체계가 활성화되는 것이 암세포를 공격하는 킬러T세포를 활성화하여 특이면역을 완성한다는 내용이다.

면역 이론을 역행하는 현대의학 치료법

오늘날의 현대의학은 완전히 면역 이론과는 역행하고 있다. 수술, 화학항암제, 방사선치료가 골수를 말리고 백혈구, 혈소판, 림프구 등을 죽여 면역세포를 몸에서 말살시키는 방향으로 진행되고 있기 때문이다.

이들 세포들은 시간이 경과하면 다시 재생된다고 말하지만 골수의 기능이 현저히 저하되어 있기에 건강한 세포들이 재생되지는 못한다. 뿐만 아니라 완벽한 면역 그물망을 이루어야 할 선천성 비특이 면역체계인 식도, 위, 소장, 대장 등의 소화기 점막세포, 코와 입안의 구강 점막세포, 질 등의 생식 점막세포를 모두 말살하기에 NK세포, NKT세포 등의 면역세포가 분화되는 기본적인 토대를 모두 훼손시키고 만다.

현대의학의 치료는 대부분 간과 신장이 망가질 때까지 계속된다. 일단 항암제의 부작용으로 간부전이 오고 복수가 차거나 신부전이 되어 하지부종 등의 증상이 나타나기 시작하면 곧 모든 병원의 치료를 종결짓게 된다.

대다수의 암 환우와 가족들은 항암제와 방사선 치료가 암의 재발을 예방한다고 말하지만 그것은 사실이 아니다. 단지 희망사항일 뿐이다. 암의 재발과 전이를 막는 유일한 방법은 면역 활성화 뿐이다. 암을 가지고도 건강한 삶을 유지하게 하고 생존기간을 늘리는 방법도 면역에 있다. 의사가 면역을 희생시키는 치료를 계속해야 한다고 주장한다면 환자와 보호자라도 면역을 유지하거나 활성화할 수 있는 대안을 찾아야 한다.

암을 치유하는 버섯 다당체의 면역 원리

버섯 다당체의 면역 활성은 주로 소장 점막에서 일어난다

버섯에 의한 암 예방 효과는 일본에서 팽이버섯이나 브라질에서 아가리쿠스 약용버섯 재배농가에서 관찰할 수 있었다. 이들 농가의 암 사망률이 다른 지역 사람들에 비해 40% 이상 낮게 나타나 그 원인을 조사한 결과 버섯의 섭취 때문이란 결론을 얻었다. 이러한 결과는 버섯 추출물을 쥐 등에 실험한 결과 종양 발생률이 낮게 나타남으로써 확인하게 되었다.

그러나 버섯 다당체의 항종양 효과는 인체의 면역작용을 활성화시킴으로써 나타나게 된다. 다시 말하면 버섯 다당체는 직접적으로 종양세포를 죽이지는 못하고 간접적으로 항암작용을 돕는다는 것이다. 이들은 우리 인체가 다양한 생물적 스트레스를 이겨낼 수 있도록 인체의 방어체계 활성화에 도움을 준다는 것이다. 그러나 인체에

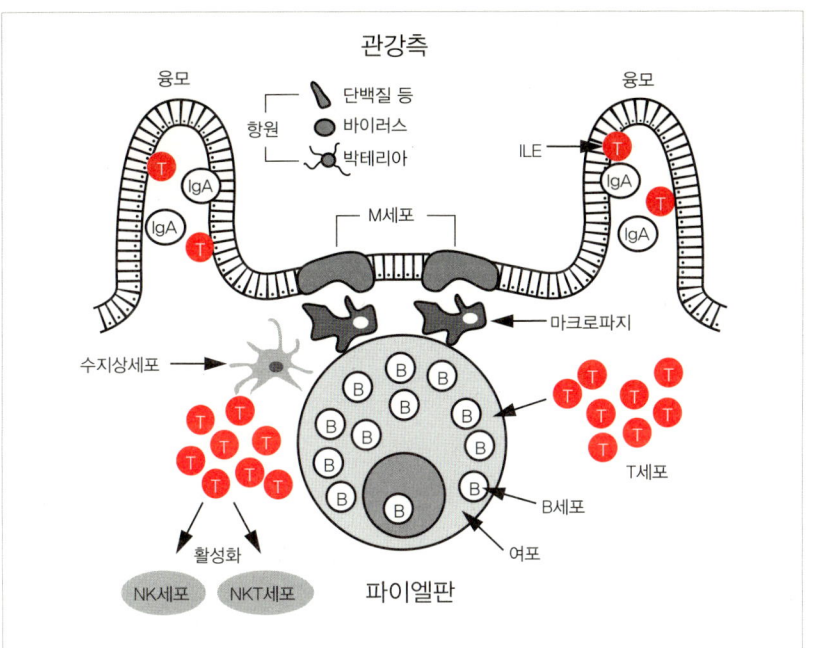

▲소장에는 면역시스템의 중심역할을 하는 파이엘판이 곳곳에 존재한다. 소화된 저분자 영양소는 융모로 흡수되지만 분자량이 큰 것과 병원성 미생물 등의 항원은 파이엘판 표면의 M세포에서 흡수된다. 흡수된 항원은 대식세포, 수지상세포에게 먹히고 헬퍼T세포에 항원의 조각이 제시된다. T세포는 항원의 종류에 따라 면역세포를 활성화하거나, 항체 생성을 유도하거나 면역관용을 유도한다. 버섯 다당체 베타글루칸은 헬퍼T세포에 의해 영양분이 아닌 항원으로 인식되므로 면역세포의 활성화가 유도된다.

〈소장의 장관 면역세포들〉

는 전혀 해나 스트레스를 주지 않는 것으로 알려져 있다.
　버섯 유래 다당체는 인체의 소장에서 수지상세포에 의해 흡수되고, 흡수된 베타글루칸이 대식세포를 활성화시킨다. 버섯 다당체에 의해 면역이 활성화되는 이유는 인체의 면역세포가 베타글루칸을

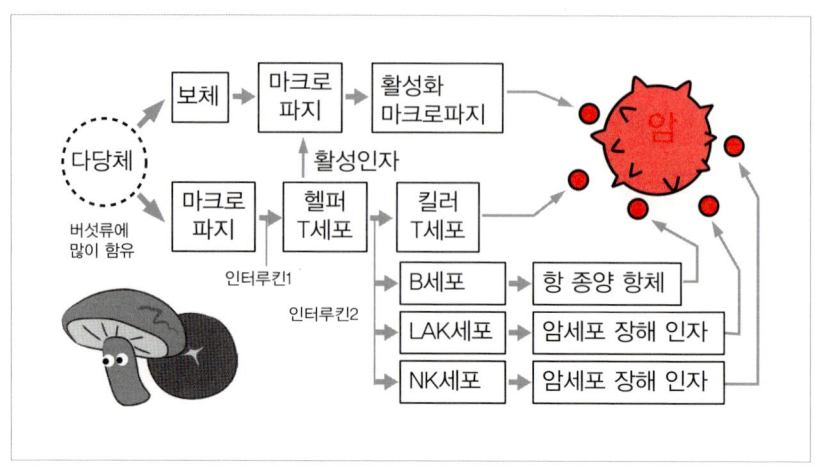

〈버섯 다당체가 면역력을 높이는 기전〉

가진 세포를 곰팡이 등의 병원체로 인식하기 때문이다. 대식세포 또는 수지상세포의 막에 있는 덱틴-1에 베타글루칸이 결합하면 이들 면역세포는 자극되어 면역반응이 활성화되고 T임파구도 활성화된다.

활성화된 대식세포(마크로파지)는 면역계 신호전달물질인 사이토카인 물질을 분비하여 헬퍼T세포를 활성화시킨다. 활성화된 헬퍼T세포도 면역에 적합한 킬러T세포, B세포, NK세포, LAK세포 등을 활성화시키기 위해 또 다른 사이토카인인 인터루킨2(IL-2) 등을 분비하게 된다. 즉 베타글루칸은 면역계 사이토카인 종류인 종양괴사인자(TNF-α) 등의 분비를 증진시키고, 이들 사이토카인이 인체 방어물질인 면역계 세포들의 분화 및 생산을 촉진시킴으로써 항종양 효과를 나타낸다.

특히 이러한 다당체는 면역력이 떨어져 있을 때 높여주고, 과도하게 면역 활성이 높아지면 자기의 세포를 파괴할 경우가 있는데 이럴 경우는 면역 활성작용을 낮추어 줌으로써 생체의 면역 활성을 조절하는 생체 면역 조절자로 알려져 있다.

이와 같이 버섯 유래 다당체는 면역조절작용에 의한 암 예방 및 치료 효과가 나타나는 것으로 알려져 있다. 한편 장기간 사용하여도 부작용이 없는 것으로 보고되고 있어 건강한 삶 유지를 위해서는 버섯의 섭취가 필요하다.

암에 관한 한 단연 면역 활성화 방법이 가장 중요한
치료 방법임에 틀림이 없다.
그 중 버섯 다당체는 암에 대하여 특별한 면역 활성화
방안이라고 말할 수 있을 것 같다.
임상적 경험과 버섯 다당체를 이용한 각종 연구 논문
들이 모두 같은 사실을 말해주고 있다.

활성 버섯 다당체 AHCC 제대로 알기

CHAPTER 2

의사들도 처방하는 AHCC는 무엇인가?

면역증진 소재로 개발돼 꾸준한 인기

건강식품 중에서 유일하게 많은 의사들로부터 인정을 받고 있는 면역물질 AHCC! 그래서일까? 다른 건강식품에 비하여 의사들의 처방을 많이 받고 있으며, 다양하게 검증된 임상 적용 결과와 대규모 병원의 연구 결과를 함께 가지고 있다.

이러한 AHCC(Active Hexose Correlated Compound)는 활성화된 6탄당 버섯 다당체 화합물로, 1986년 일본 동경대학교 약학과와 ㈜아미노업화학이 처음 공동 개발을 시작해 1989년부터 면역증진 소재로 쓰여지기 시작했다.

항암작용으로 잘 알려진 표고버섯이 주요 성분이고, 그 외의 여러 담자균류의 균사체를 배양하여 만든 성분이다. 버섯의 자실체가 아

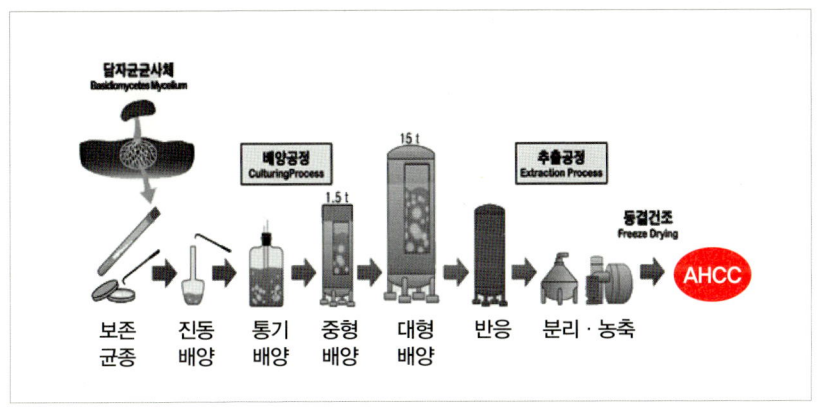

〈AHCC 제조공정〉

닌 실처럼 생긴 균사체만을 사용하고 있는 것이 특징이다. 다양한 균사체를 초기 배양한 후, 다시 45일에서 60일가량을 더 장기 배양하게 된다. 제조에 사용되는 배양, 효소처리, 동결건조 및 살균 등 모든 공정은 온도, 습도에 아주 민감하여 모두 컴퓨터 시스템에 의해 관리되고 있다.

AHCC의 제조사는 일본 삿포로의 ㈜아미노업화학으로 전 세계적으로 유일한 제조사이며, 분말과 액상 형태의 제품으로 되어 있고 경구 섭취만 가능하다.

AHCC는 버섯, 그 이상의 면역력 증진제

**인체 방어력 높이고
면역증강 작용 월등**

AHCC는 미국, 유럽, 아시아 등 세계 30여 개국에서 대표적인 면역요법 소재로 쓰여지고 있다. 세계적인 암센터인 MD앤더슨 암센터와 하버드대학교, 예일대학교에서도 기초 및 임상시험을 진행하였고, 매년 새로운 논문을 발표하고 있다. 뿐만 아니라 2008년 한국의 식품의약품안전처에서도 면역기능 증진에 도움을 주는 것으로 개별인정(제 2008-78호)을 획득하였다.

그렇다면 하나의 버섯 건강식품인 AHCC는 어떻게 세계 유수의 의료진들을 사로잡을 수 있었을까? 그 해답은 AHCC의 주성분에 있다. 보통 버섯 추출물의 경우 주성분이 베타글루칸으로 분자량이 100,000달톤 이상이 된다. 하지만 AHCC는 5,000달톤의 저분자량으로 '아세틸화된 알파글루칸'이 그 주성분을 이루고 있다.

베타글루칸도 면역력 증강에 효과가 있지만 분자량이 크고, 소화시킬 수 있는 효소가 없어 인체 내에 잘 흡수되지 않는다. 하지만 AHCC의 주성분인 아세틸화된 알파글루칸은 분자량이 작아 인체

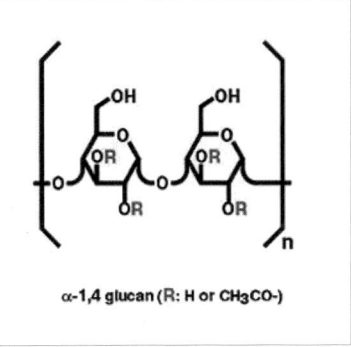

〈아세틸화된 알파글루칸〉

에 흡수되어 최적의 방식으로 빠르게 면역증강 작용을 하게 된다. 더욱이 AHCC는 베타글루칸과 아세틸화된 알파글루칸을 함께 갖고 있어 인체의 방어력을 높이고, 암세포와 싸울 수 있는 백혈구에 쉽게 접근할 수 있어 면역증강 작용이 월등히 높은 것이다.

AHCC의 안전성은
최고 수준

**임상시험 통해
안전성 입증**

AHCC의 제조는 세계에서 유일하게 한 회사에서만 생산되고 있고, 제조사는 의약품제조 기준시설인 GMPs(Good Manufacturing Practices)와 국제적인 안전성 시험 기준인 GLP(Good Laboratory Practice)를 도입하고 있다. 또한, AHCC의 제조 공장은 HACCP, ISO9002 등의 국제 규격을 취득하여 공장 설비로는 최고의 안전성을 보장하는 설비들을 도입하고 있다.

또한 외부 바이러스 및 미생물들로부터의 오염을 막기 위해 전 공정을 컴퓨터 모니터링을 통해 제조하고 있다. 버섯의 균사체도 노지에서 키우는 버섯이 아니라 균사체의 종균으로 배양을 하는 것이므로 방사능 오염에 대한 염려도 없다.

일본 화합물 안전성 연구소의 동물실험에 의하면 AHCC는

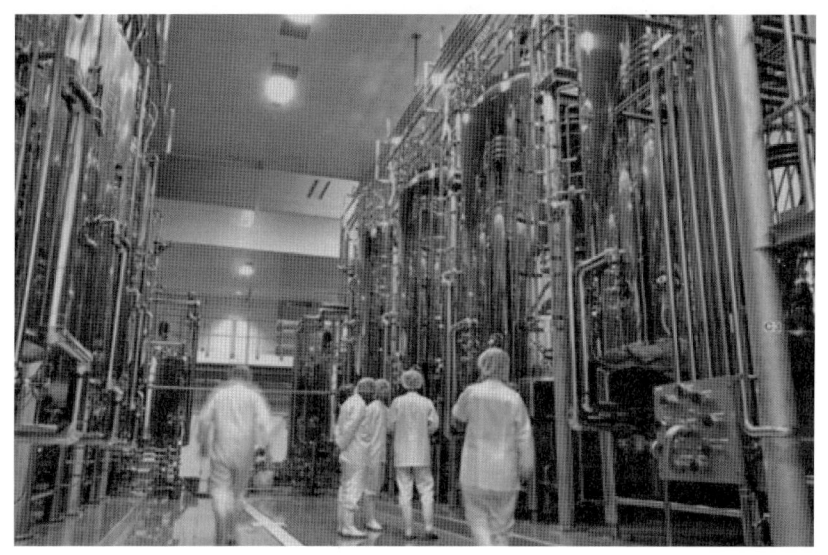

〈AHCC 배양 탱크 전경〉

12,500mg(체중 50kg의 경우 625g)의 경구 투여를 해도 사망 예가 없었다. 또한, 미국 하버드대학에서 건강한 성인 남녀를 대상으로 시행한 인체 적용시험에서도 AHCC 액상을 1일 150ml(AHCC 9g 함유)를 섭취한 피험자 모두 건강검진에서 이상 증상을 나타낸 참가자는 없었다. 이 논문은 미국 국립생물학공학정보센터의 문헌 데이터베이스(PubMed)에도 등재되어 있다.

AHCC의 국제적 연구 현황 "놀라워"

MD앤더슨 암센터도 연구 대상에 AHCC 포함

AHCC는 1986년 처음 개발이 시작되어 1989년부터 본격적으로 제품화되었다. 1994년에는 〈AHCC 국제연구보고회〉라고 하는 대형 학술회가 시작되었고, 현재까지 매년 7월 일본 삿포로에서 약 350여 명의 의료 관계자가 참가한 가운데 성황리에 개최되고 있다.

이 학술회를 통해 AHCC는 미국, 유럽, 일본, 멕시코, 대만, 중국 등 세계 각국의 의과대학이나 의료기관에서 여러 실험들이 진행되었다. 특히 세계 최고의 암 전문병원으로 꼽히는 MD앤더슨 암센터에서도 AHCC를 연구 대상에 포함시키고 있다.

독일의 통합의료학회에서도 AHCC를 병용한 통합의료에 암이 효과적으로 억제되었다는 발표가 있었고, 미국의 하버드대학, 예일대학, 뉴

욕주립대학, 모어하우스의과대학, 투로약학대학 및 영국의 사우스뱅크대학, 퀸마리대학, 놋팅감대학, 스페인의 그라다다대학, 뉴질랜드의 오타고대학, 중국의 중산의과대학에서도 연구되고 있다.

또한 일본의 도쿄대학, 홋카이도대학, 데이쿄대학, 오사카대학, 간사이의과대학, 아사히카와의과대학, 후쿠오카대학, 성마리안느의과대학, 리쓰메이카대학, 태국의 국립암센터, 한국의 서울대학, 가톨릭대학, 순천향대학에서도 AHCC의 연구결과들을 논문 등을 통해 발표하였다.

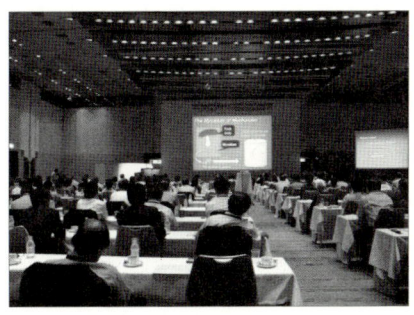

〈AHCC 국제연구보고회〉

Tip

암 치료 현장에서의 AHCC의 '위력'

"말기나 진행암의 환자라도 종양이 반 이상 사라지는 비율이 20%에 달했습니다. 이것은 항암제의 치유 성적보다 훨씬 좋은 것입니다."

―야기따 야끼구니 의사(긴끼대학 종양면역연구소 교수) ―

"AHCC는 항암제의 부작용을 80% 이상 억제할 수 있습니다. 탈모도 적어지고, 식욕도 생깁니다. 백혈구의 감소도 개선됩니다. 항암제의 장점을 살리거든요."

―호소가와 의사(신슈회클리닉) ―

"AHCC와 자연요법 병용그룹은 41%가 종양감소, 17%가 정체된 것으로 60% 가까이가 진행을 막았다든가, 암이 축소된 상태입니다. 지금까지 화학요법을 받고 전혀 효과가 없었던 환자들이었는데 정말 훌륭한 효과입니다."

―콘트레라스 의사(멕시코 오아시스병원) ―

AHCC를 오랫동안 임상에 적용해 본 의사로서의 경험으로 볼 때 AHCC는 암 환자의 면역네트워크를 깨어나게 하는 데 매우 뛰어난 역할을 하는 것으로 드러났다.

AHCC의 과학적인 면역증진 효과

CHAPTER 3

암 치료에 AHCC 어떤 작용 하길래?

면역세포의 기능 향상으로 면역력도 증강

암의 치료에 관련하는 면역세포는 대식세포, 수지상세포, NK세포, 킬러T세포, NKT세포 등이다. AHCC를 이용한 다양한 기초연구 사례를 통해 그 기능을 알아보고 정리해 보았더니 AHCC를 섭취하고 있는 사람에서는 TNF-α, IFN-γ, IL-12 등 세포성 면역작용을 호전시키는 사이토카인이 왕성하게 생성되었다. 사이토카인을 통해 암으로 인해 유발되는 악순환이 끊어지게 되었을 뿐만 아니라 정상적인 면역 기능이 항진되었다.

그 결과로 항원전달세포의 숫자가 늘어나고 각각의 암 항원 제시 능력도 증강되었다. 또한 대식세포의 탐식기능이 훨씬 향상되었고, 백혈구 중 호중구 수가 급격히 증가하면서 암세포를 직접 공격하는 능력도 강화되었다. 특히 NK세포의 면역기능도 호전되는 등 암세포

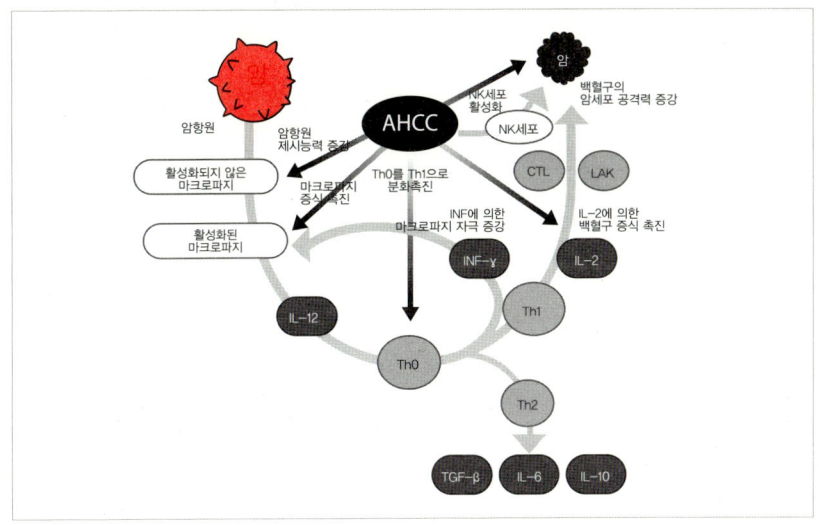

〈AHCC 섭취 후 암 면역 활성 촉진〉

를 공격하는 면역세포 전반의 기능과 면역력을 향상시키는 작용을 한다. 그 작용 기전은 크게 6가지다.

① 사이토카인(Cytokine) 분비를 활성화하여 면역세포 간 협력을 촉진한다

사이토카인은 신체의 방어체계를 제어하고 자극하는 신호물질이다. 이들은 면역세포 간의 의사소통 및 면역반응을 조정하는 화학 메신저다. 따라서 사이토카인이 많이 생성된다는 것은 곧 면역력이 살아난다는 증거이다.

동물 및 사람을 대상으로 한 연구 모두에서 AHCC는 TNF, 인터페론-감마 및 인터루킨-1, 12(IL-1, IL-12) 등의 항암 사이토카인을 크게 증가시켰다. 또한, 면역력을 억제하는 사이토카인인 TGF-β 등의 활성을 억제하였다. 일본 컴포트병원의 우노 박사가 실시한 연구에서는 말기 암 환자 38명에게 매일 6g의 AHCC를 섭취시키자 치료 4개월 후, 환자들의 90%가 건강한 사람들의 IL-12와 같은 수준으로 회복되었고, 킬러T세포와 인터페론-감마도 크게 증가하였다는 보고가 있다.

사이토카인	주된 작용
TNF-α	IL-1, INF-γ 분비 유도, 세포 증식 억제
IFN-γ	마크로파지, MHC세포 활성화
IL-2	T세포증식/분화 활성화, NK세포 증식/분화 활성화 LAK세포유도, 마크로파지 활성화
IL-12	MHC세포 활성화에 의한 IFN-γ생산유도, Th0을 Th1으로 분화유도
IL-8	IFN-γ생산유도, 림프구 활성화

암세포에 대한 공격력을 높여주는 사이토카인의 생성이 저하되면 암세포가 증식하게 된다.

〈암세포에 대한 공격력을 높이는 사이토카인〉

② 대식세포(Macrophage)를 활성화하여 면역력을 높인다

대식세포는 박테리아나 죽은 암세포 부스러기를 먹어치우고, 직접 독소를 분비하여 파괴 혹은 제거한다. 림프구에는 항원(암세포 등)을 전달하여 연계 면역반응을 일으킨다.

AHCC의 대식세포 활성화는 유방암의 마우스 모델에서 입증되었

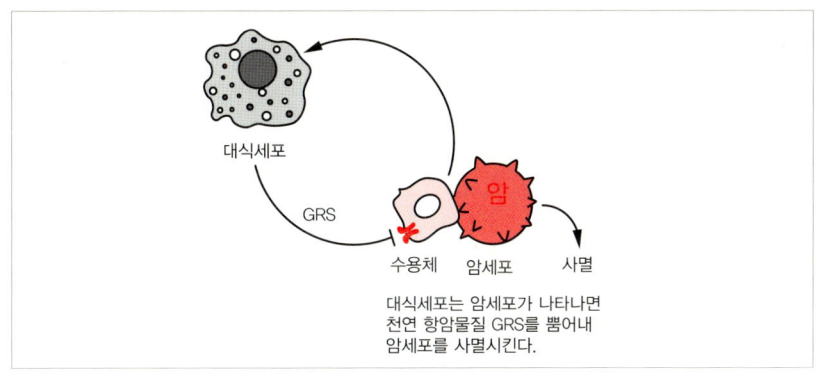

〈대식세포가 암세포를 파괴하는 모습〉

다. AHCC를 1개월간 접종시킨 마우스와 비 섭취군의 종양 크기를 비교한 결과 대조군에 비해 종양의 크기가 60% 줄어들었고, 대식세포의 수는 2배 증가하였다. 대식세포가 활성화되어야만 암세포에 대한 세포성 면역이 시작되므로 AHCC는 특히 손상된 면역체계를 가진 암 환자에게 한마디로 장작불과 같은 면역력을 잘 타오르게 하기 위한 기름 혹은 불쏘시개 역할을 한다고 볼 수 있다.

③ 수지상세포(Dendritic Cells) 활성화로 획득면역을 활성화시킨다

특이 면역을 담당하는 B 및 T세포는 감염이 되자마자 즉각 반응하는 세포가 아니다. 따라서 누군가가 병원균의 침입을 알리고 활성화시키는 존재가 있어야 하는데 수지상세포가 비특이 면역과 특이 면역을 연결하는 중요한 역할을 담당한다. 수지상세포는 병원균이나

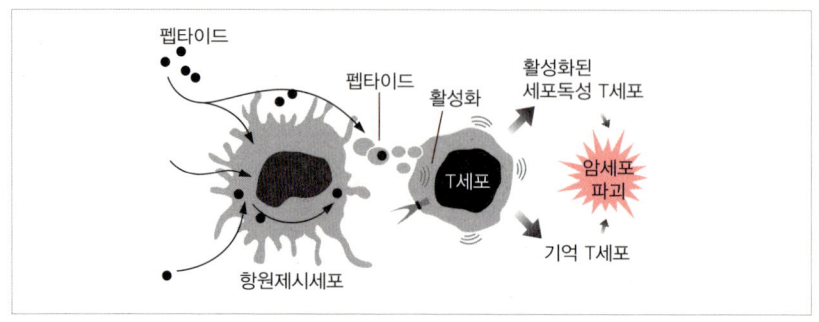

〈수지상세포의 세포 면역 활성화 기전〉

암세포를 발견하면 일단 자신이 잡아먹고 분해한 뒤 헬퍼T세포에 이를 알린다. 이것은 마치 범죄수사에서 범인의 특징(암 항원)을 그린 지명 수배자 포스터를 제시하는 것과 같다. 암 항원의 특징을 알게 되면 세포성 면역작용은 수백 배로 강화되어 암세포를 표적 공격할 수 있게 된다. 따라서 수지상세포의 숫자나 기능저하는 면역작용의 저하를 의미한다. 〈영양과 암〉 저널에 보고된 연구에 의하면 건강한 사람이 AHCC를 매일 복용하였을 경우 1개월 뒤 수지상세포가 대조군에 비해 월등히 증가하였다.

④ NK세포(자연살해세포)를 활성화하여 면역력을 높인다

NK세포는 암면역에서 가장 중요한 역할을 하는 면역세포 중 하나다. 헬퍼T세포의 명령이 없이도 스스로 암세포를 정확하게 인지하고 암세포를 직접 공격하는 선천면역을 담당하는 중요한 세포로, 이상세포가 나타나면 가장 먼저 달려와 암세포 등을 무차별 공격한다.

체내에는 총 약 1억 개의 NK세포가 있으며 간이나 골수에서 만들어진다. 바이러스에 감염된 세포나 암세포를 가장 먼저 공격한다. 그 방법은 먼저 비정상세포를 찾아내면 퍼포린을 세포막에 뿌려 세포막을 녹여 구멍을 내고, 그랜자임이라는 효소를 세포막 내에 뿌려서 세포질을 해체시킴으로써 아폽토시스, 즉 세포가 스스로 자살하도록 만든다.

암 환자들은 건강한 사람들에 비해 NK세포의 수가 부족할 뿐만 아니라 활성도도 크게 떨어지는 것으로 보고되고 있다. 또한 NK세포의 활성도는 화학요법(항암제) 치료 시에도 아주 중요한 영향을 미친다. 암 환자를 대상으로 한 연구에서 AHCC를 복용한 경우 NK세포의 활성도가 200~800% 증가하였다. 또한 항암치료 중인 암 환자가 AHCC를 섭취할 경우 면역 저하가 일어나지 않아 항암치료를 끝까지 성공한 경우가 많으며, 항암치료의 효과가 더 좋아진 것으로 나타났다.

⑤ 자연면역세포의 탐식기능도 호전시킨다

백혈구의 일종인 호중구나 대식세포는 자연면역의 작용과 관계하고 있으며, 체내에 침입한 감염원을 재빨리 탐식하여 그 증식을 멈추게 한다. 또 대식세포는 수지상세포와 마찬가지로 항원제시세포로서의 역할도 있으며, 세포성 면역작용에 스위치를 넣는 작용을 가지고 있다.

테이쿄대학 약학부의 야마자키 마사토시 교수 그룹에서는 AHCC

가 이러한 백혈구에 미치는 영향에 대해서 실험을 하였다. 실험에서는 우선 마우스의 복강에 5mg의 AHCC를 주사하면 복강 내의 백혈구, 특히 호중구의 기능이 호전되어 외적과 싸우기 위해 몰려들게 된다. 그 후 6시간 후에 그 숫자를 세어본 결과 몰려든 세포 중에서 약 80%가 호중구였다는 것이 밝혀졌다. AHCC에 높은 호중구 집적 작용이 있다는 것이 확인 된 셈이다. 이 호중구를 좀 더 자세하게 조사한 결과 암세포를 공격하는 작용이 강한 칼프로텍틴이라는 단백질이 유도 생성되어 있다는 것을 알게 되었다.

다음으로 암에 걸린 상태에서의 작용을 조사하기 위해 유방암 세포를 이식한 마우스에 20mg의 AHCC를 연속해서 복강 내 주사했더니 1개월 후에는 종양의 크기가 AHCC를 주사하지 않은 대조군에 비해 60% 정도 작아졌다.

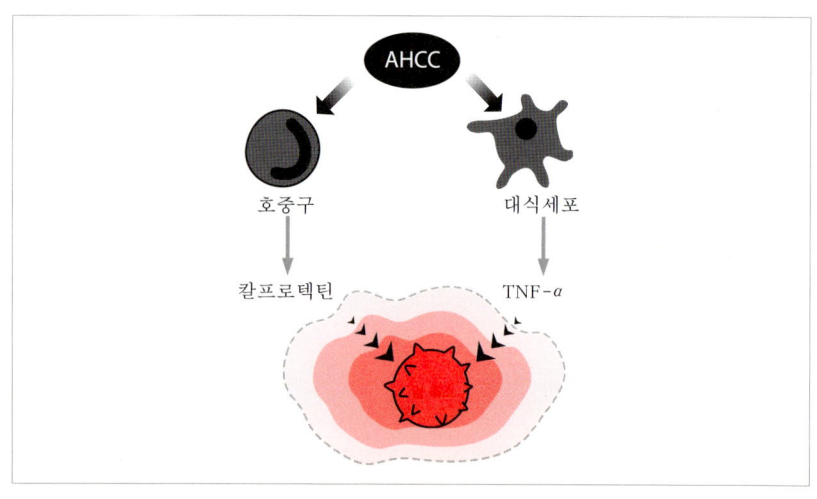

〈호중구와 대식세포를 활성화하는 AHCC〉

이 외에도 과거의 실험에서 AHCC를 먹인 마우스는 호중구로부터 유도 생성되는 칼프로텍틴 외에 마크로파지로부터 TNF-$α$(종양세포괴사인자)라는 사이토카인이 유도 생성된다는 것이 확인되었다. 이러한 점으로 보아 암세포는 이 두 가지 물질에 의해서 축소된 것으로 추측된다.

⑥ 획득면역 활성화를 통해 전체 면역체계가 협력하게 된다

T세포와 B세포는 후천성 면역반응에 관여하고 있는 세포다. 그동안 잠잠하던 이 두 세포는 수지상세포에 의해 활성화된 헬퍼T세포의 신호를 받아 활성화되고, 활성화 이전에 비해 수백 배~수천 배 더 빠르고 강력한 면역 반응을 나타낸다. 세포 관련 면역반응에 관여하고 있으며, 특히 항체 생성에 밀접하게 관여한다. B세포는 일단 항원을 인식하게 되면 레이저미사일 역할을 하는 항체를 생산하여 외부 항원을 무력화시킨다.

헬퍼T세포(helper Tcell)는 사이토카인을 생산하여 다른 T세포에게 면역반응을 일으키라고 알린다. 이렇게 신호를 받아들인 킬러T세포는 NK세포와 비슷하게 세포 독성 입자를 분비하여 외부 항원에 감염된 세포를 죽게 한다.

이러한 방식을 통해서 한 번 활성화된 B세포와 T세포는 전에 자신이 반응했던 항원에 대한 정보를 기억세포(memory cell)라는 세포 형태로 남겨 두게 된다. 이는 한 번 걸렸던 병에 대해서는 빠르게 면

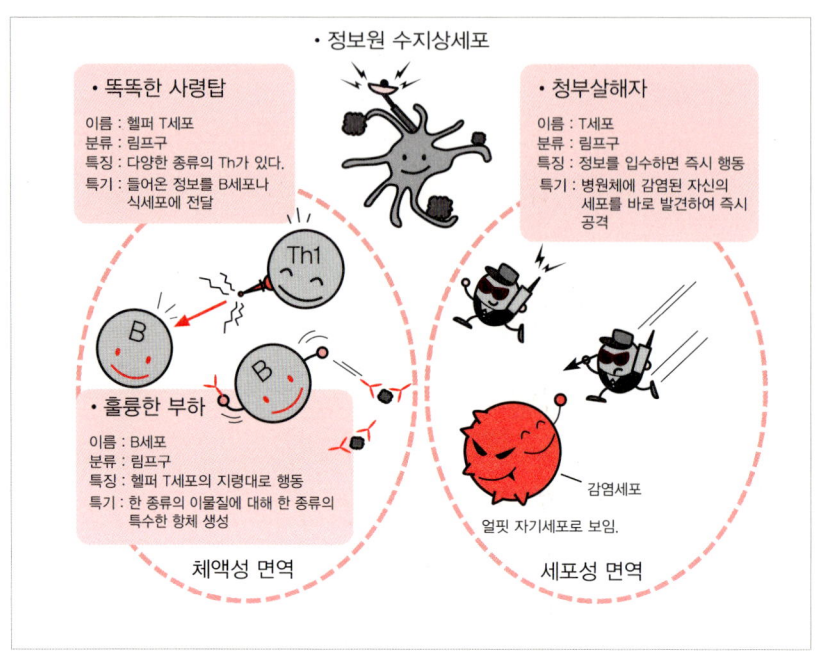

〈획득면역 세포들의 역할〉

역작용을 일으키는 효과를 나타낸다. 예일의과대학을 비롯한 많은 연구들에 의하면 AHCC는 T세포의 수를 200% 이상 증가시키는 것으로 보고되고 있다.

AHCC 섭취 후 암 환자의 면역 상태가 변화하는 진짜 이유

AHCC는 암세포에 최적화된 물질

AHCC는 암세포를 공격하는 면역 담당 세포의 작용을 적절하게 조절하는 기능을 한다. 그 주역이 되는 것이 T세포다. 특히 다른 면역 담당 세포에 지시하여 면역응답을 컨트롤하는 헬퍼T세포가 중요한 열쇠를 쥐고 있다.

헬퍼T세포에는 헬퍼T0형(Th0), 헬퍼T1형(Th1), 헬퍼T2형(Th2)이 있다. Th0세포가 특정한 사이토카인의 자극을 받음으로써 세포분화(다른 작용을 하는 세포로 변화)하여 Th1이나 Th2로 변화하는 구조로 되어 있다. 쉽게 말해 사이토카인 중 IL-12나 IFN-γ의 자극을 받게 되면 주로 세포성 면역을 조절하는 Th1세포가 되고, IL-4나 IL-13의 자극을 받으면 체액성 면역과 관계하는 Th2세포가 된다. 그 중에서 암과 관계하는 것은 주로 Th1세포이다. Th1세포는 암세포와 싸우는

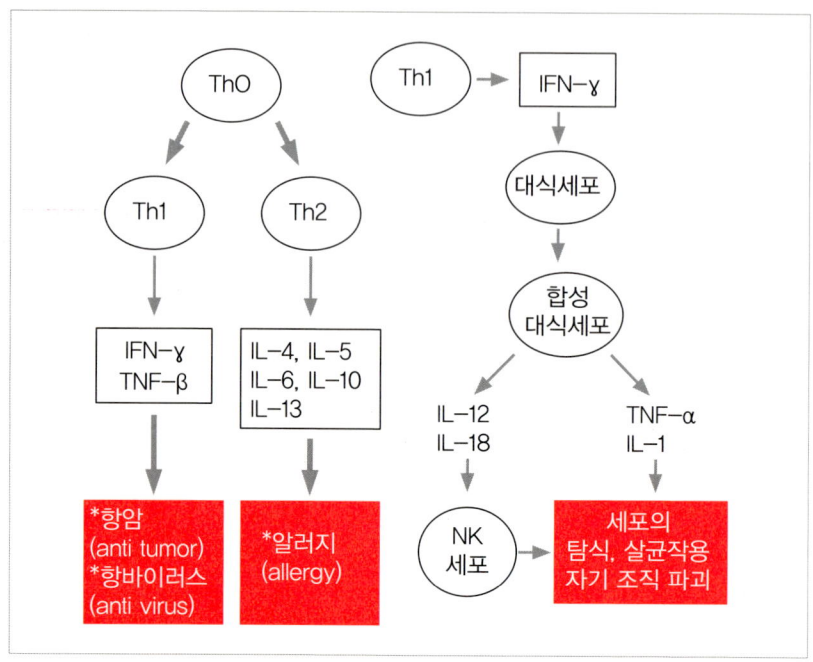

〈사이토카인에 따른 헬퍼T세포 분화〉

킬러T세포나 LAK세포의 기능을 호전시키는 IL-2라는 사이토카인을 왕성하게 생산하여 암을 공격하게 한다.

보통 암 환자의 신체는 암세포로부터 방출되는 면역억제인자(TGF-β 단백질)에 의해 대식세포의 IL-12생성을 억제하고, Th0세포는 Th1이 아닌 Th2로 분화되기 쉽다. 그로 인해 Th1세포와 킬러T세포 작용이 저하되어 있으므로 점점 암세포가 증식하는 악순환에 빠져있는 상태. 따라서 악순환의 고리를 끊기 위해 Th1세포의 증가를 도와줄 필요가 있다.

이때 AHCC는 최적화된 면역물질로 손색없다. 실제로 AHCC를 섭취하고 있는 암 환자의 혈액을 조사해 보면 Th1/Th2의 비율이 Th1 쪽으로 기울어지는 것을 확인할 수 있다. 이 때문에 암세포로부터 방출된 TGF-β의 작용에 지지 않고, Th1세포를 중심으로 한 세포성 면역의 작용이 되살아나는 것으로 생각된다.

AHCC의 암 치료에 대한 연구는 각기 다른 종류의 암 환자 10만 명에 대한 치료 결과들을 보유하고 있다. 이것은 단일 면역증강식품으로써는 새 역사를 쓰고 있다고 할 만큼 놀라운 성과라 할 수 있을 것이다.

AHCC와 암
임상 결과 속으로

CHAPTER 4

암세포가 줄어들고
진행이 멈추고

면역시스템을 강화시키는 AHCC의 위력

암 환자들이 AHCC를 통해 암을 치유했던 연구결과들은 수없이 많이 보고되고 있다. AHCC는 면역시스템을 강화시켜 주기 때문에 어떤 암이든 상관없이 모두 효과를 보이고 있다.

실제로 AHCC의 암 치료에 대한 연구는 각기 다른 종류의 암 환자 10만 명에 대한 치료 결과들을 보유하고 있다. 연구들은 유방암, 대장암, 신장암, 간암, 폐암, 난소암, 췌장암, 식도암, 위암, 설암, 자궁암, 전립선암, 고환암 등 실로 다양하다.

이러한 연구 결과들을 종합해 볼 때 AHCC는 암세포가 몸속 어디에 있든 상관 없이 모두 효과를 보인다는 것을 말해준다.

일본 컴포트병원의 우노 박사는 암 치료 시 AHCC를 병용하였을 때 암세포가 줄어들거나, 진행이 멈추는 등 60% 이상의 효율을 보였다고 밝혔다. 또한, 전이가 억제되고, 암으로 인한 사망 시간이 연장 되었으며, 환자들의 삶의 질 또한 높았다고 발표했다. (Biotherapy, 2000, 14(3), 303-307)

치료효과	인원(명)	%
암 완전소실(CR)	2	5.2
암 50% 이상 축소(PR)	11	29.0
암 진행 정지(NC)	14	36.8
암 진행(PD)	11	29.0

간암에 AHCC
"생존율 증가, 재발률 감소"

일본 간사이 의과대학팀의 유의할 만한 사실들

간암의 치료는 수술, 고주파 열치료술, 에탄올 주입술, 경동맥화학색전술, 항암제 등을 시행하지만 안타깝게도 수술을 제외한 대부분의 치료 효과가 그리 좋지 못하다. 5년 생존율도 암이 간에만 국한되어 있을 경우 28%, 전이 소견이 있을 때에는 3%까지 떨어진다.

간암 치료에 가장 효과적인 방법은 수술이지만, 대부분의 간암 환자들은 수술이 불가능할 정도에 이르러서야 간암 진단을 받는 경우가 많다. 더군다나 간암 이외의 간염이나 간경변증을 갖고 있는 경우에는 더욱 완치가 어렵게 된다.

하지만 놀랍게도 AHCC가 간암 환자의 생존율을 증가시키고, 재발률을 감소시켰다. AHCC가 전 세계적으로 면역요법의 선두주자로 나서게 된 계기도 다음에 소개될 간암에 대한 연구 결과 때문이라고 해도 과언이 아니다.

| 연구 |

일본의 간사이 의과대학의 카미야마 교수팀은 총 269명의 간세포암 환자에 대한 연구를 1992년 2월 1일부터 2001년 12월 31일까지 총 10년이라는 긴 시간 동안 시행하여 그 연구 결과를 〈저널 오브 헤파톨로지〉에 게재하였다.

   모든 환자들은 간세포암을 절제한 환자들로, 수술 후 AHCC를 복용한 환자와 그렇지 않은 환자를 대조군으로 하였다. 입원 중에 사망하거나, 퇴원 후 내원이 두절된 예를 제외한 조사 대상은 총 222명이었으며, 그 중 113명이 AHCC 군이었다.

   결과는 암의 재발은 AHCC군에서 39명(34.5%), 대조군에서 72명(66.1%)이었다. 또한 사망은 AHCC군에서 23명(20.4%), 대조군에서 51명(46.8%)으로 절반 이상의 차이를 보였다. 건강식품으로써 재발률과 사망률을 크게 떨어뜨린 결과로, 임상을 실행한 의료진들도 기대 이상의 효과로 놀라지 않을 수 없었다.

   카미야마 교수가 임상을 시작하게 된 계기도 말기 암 환자들에게 AHCC를 섭취시키자 환자들의 기분이 밝아지고 안색이 좋아지며, 식욕이 생기고 체중이 늘어나기도 하는 것을 이상하게 생각하면서부터였다고 한다. 예를 들면 간경변이 있었고, 간암이 재발했는데, 복수가 차서 1주일에 한 번씩 복수를 1리터에서 2리터나 뽑고 있었다. 이렇게 되면 치료 방법이 없는 것이나 다름없어 한 달 정도 생존하는 것이 보통이다. 그래서 마지막 방법으로 AHCC를 복용시켰는데, 2~3개월이 지나 병의 상태가 좋아진 것이다. 차츰 종양 수치가 내려갔고, 일상생활을 할 수 있을 정도로까지 회복이 되었다.

이 연구에서는 10종류의 혈액생화학 데이터도 수술 후 5년간에 걸쳐 추적 조사를 하였다. 그 결과 간 기능을 나타내는 간수치로, 낮을수록 좋은 AST와 감마-GTP는 낮아지고, 영양 상태를 나타내는 콜린에스테라제는 상승 경향을 보였다. 이는 AHCC가 종양의 재발을 유도할 수 있는 간의 기능을 개선시키는지의 여부를 알아보기 위한 것이었다. 이와 같은 결과는 AHCC가 간 기능을 개선하고 있다는 것을 증명하였다.

이에 카미야마 교수는 간세포암의 생존율이 늘어난 것은 AHCC가 간 전체에 좋은 영향을 미치고, 치료에 동반하는 부작용을 억제했기 때문이라고 분석하였다. (Journal of Hepatology 37, no.1 (July 2002): 78-86.)

> **간암 사례** "임산부 같던 복수, 세 번의 전이가 있었던 간암, 간경변을 이겨냈어요"
>
> 최장호 (남, 62세, 간암 말기)

저는 건강만큼은 자신 있다며 큰 소리 치고 다니던 50대 중반의 평범한 남자였습니다. 그러던 중 언제인가부터 식사를 하고 나면 속이 답답하고, 소화가 되지 않는 것을 느꼈습니다. 그럴 때마다 소화제를 먹으며 대수롭지 않게 생각했습니다. 그런데 갈수록 소화제를 먹어야 하는 빈도가 점점 늘어나게 되었습니다. 결국 병원을 찾아야겠다는 생각이 들 정도로 증세가 안 좋아져서 국립의료원을 찾았습니다.

여러 검사 끝에 간경변을 동반한 간암이라는 진단을 받았습니다. 술을 좋아하긴 했지만 그다지 많이 먹는 편이 아니었고, 집안에 암 환자가 있었던 것도 아닌데… 믿을 수가 없었던, 믿고 싶지 않았던 결과였습니다. 여하튼 담당의사 선생님이 수술을 하자고 하여 날짜를 잡아놓고 기다리는데 아무래도 오진일 것 같은 생각이 들어서 다시 큰 병원을 찾았습니다.

서울아산병원에서 검사를 받은 결과 역시 간경변, 간암이라는 똑같은 진단을 하였습니다. 한쪽은 간이 굳어가고 있고, 한쪽은 암 덩어리가 있어 수술을 하게 되었습니다. 수술 후 듣고 싶지 않은 사실들을 내 귀를 통해 또다시 들어야 했습니다. 수술 결과가 예상보다 좋지 못해 입원을 오래해야 한다는 것이었습니다. 왜인지는 모르지만 수시로 코피를 쏟아내고, 수술 후 복수가 많이 차서 숨을 제대로 쉴 수 없을 정도였습니다. 하루에 한 번씩 복수를 빼내고, 입원해 있는 두 달 동안 그야말로 죽지 못해 살았던 것 같습니다.

퇴원을 하고, 한 달에 한 번씩 CT를 찍는데, 4개월 만에 또 전이가 되어 재입원을 하였습니다. 알코올요법으로 입, 퇴원을 반복하며 계속 병원을 다니던 중 그 와중에 또 전이가 돼 입원을 했습니다. 이번엔 색전술요법을 했습니다. 그 후에도 또 전이가 되어 이번에는 정말 포기 상태로 입원을 하여 색전술요법을 받았습니다.

반복되는 입원과 치료는 삶을 포기하고 싶을 정도의 희망 없는 하루하루였습니다. 몸이 아프고, 고생하는 것도 그렇지만, 무엇보다 가족들에게 미안한 마음이 가장 힘들었습니다. 사람은 건강해야 비로소 남편으로서, 아버지로서, 또 아들로서 온전한 사랑을 주고받을 수 있다는 것을 깨달았습니다.

이제, 가족들을 볼 낯이 없어 하늘이 빠른 결정을 내려주었으면 하는 찰나에 병원에서 우연치 않게 AHCC를 알게 되었습니다. 한 번의 대수술과 세 번에 걸친 전이… 무슨 말이 필요하겠습니까? 더는 물러설 곳이 없는 막다른 골목에서 선택의 망설임은 그리 길지 않았습니다. 그날부터 AHCC와 효모를 한 달에 2박스씩을 꾸준히 복용했습니다.

제게만 일어난 것 같던 불행이, 다시 제게만 기적으로 돌아온 것 같았습니다. 병원에서 제 최후를 말하던 6개월… 그 6개월이 지난 후 멀쩡히 병원을 들어서는데 기분이 좀 묘했습니다.

긴장을 하고 들었던 의사 선생님의 말씀… 여느 때와는 다른 의사 선생님의 표정으로 어느 정도 예감할 수 있었습니다. 의사 선생님도 평소보다 높은 톤의 목소리로 혈액수치, 암수치가 '팍팍' 떨어지고, 굉장히 좋아졌다고 말씀하셨습니다. 그러더니 집에서 뭐 드시냐고 물어보시더군요. 그래서 서슴없이 "AHCC를 복용하는데요." 했더니 말없이 고개를 끄덕이셨습니다.

한 달에 한 번씩 CT를 찍던 사람이 2개월 내지 3개월에 한 번씩 찍게 되면서 일단 혈색이 좋아졌다고들 했습니다. 산달을 앞둔 임산부처럼 복수가 찼을 때의 제 얼굴은 제가 봐도 검은빛으로 칙칙해서 거울을 보기 싫을 정도였습니다. 하지만 밥맛이 좋아지면서 몸이 좋아지는 것을 느낄 수 있었습니다.

식사는 붉은 고기는 일체 먹지 않고, 흰살 생선 위주로 했습니다. 고기가 먹고 싶을 때는 가끔 유황오리를 먹고, 매콤한 것이 먹고 싶을 때는 매운탕을 먹기도 했습니다. 집 앞 작은 텃밭에 기르기 쉬운 상추, 고추는 직접 키워 먹었습니다. 운동은 뛰는 것 대신 걷기를 하루 30분 이상씩 아주 좋지 않은 날씨가 아니면 매일 하다시피 했습니다.

일단 암과 싸우기 위한 기본적인 체력을 기르기 위해선 음식 섭취가 기본인 것 같습니다. 하지만 대부분 암 환자들은 밥맛이 없어 못 먹는 경우가 많습니다. AHCC가 내 몸에 잘 맞았던 것도 많은 이유가 있겠지만 일단 밥맛을 좋게 한 것이 큰 효과였던 것 같습니다.

음식 섭취를 잘하게 되면서는 운전도 손수 할 수 있을 정도로 빠르게 회복되어 갔으니까요. AHCC를 복용한 이후에는 전이도, 재발도 없었습니다. 이 얼마나 고마운 일입니까? 저와 제 가족들은 AHCC를 만나지 않았더라면 저는 분명 이 세상 사람이 아니었을 거라는 걸 잘 알고 있습니다.

올해는 단 두 번만 검진을 받았는데, 모든 게 정상이랍니다. 이제 병원약도 안 먹고 있습니다. AHCC 덕분에 새로운 삶을 즐겁게 살고 있으며, 이제는 새로운 사업도 시작해서 나름대로 최선을 다하고 있고 건강한 가정생활을 꾸려가고 있습니다. 더욱 감사한 것은 AHCC를 복용하고부터 지금까지 8년 동안 감기 한 번 걸리지 않고 건강하다는 것입니다.

여러분도 건강하십시오. 건강해질 수 있습니다! 희망을 잃지 마시기 바랍니다.

위암에 AHCC
"회복되는 사례로 효과 입증"

**일본
히로세클리닉에서**

일본 히로세클리닉에서는 위암 말기의 환자가 AHCC와의 병용으로 회복되는 경우가 다수 있다. 64세의 여성으로 위암에서 간으로 전이되어 위의 전 적출술을 받았고, 간에는 3개의 전이가 발견되었다. 위 적출 수술 후부터 복용해 온 항암제 글리백을 4년 동안 복용하다가 중단한 후, 간의 전이가 발견되어 다시 복용을 시작하자 부작용으로 혈소판이 반감되어 두 알 복용하던 것을 한 알로 줄였다.

그 후 히로세클리닉을 찾아 원래 병원의 치료와 병용하여 AHCC를 섭취하게 되었다. 1개월 후부터 환자의 컨디션이 좋아지기 시작하다가 약 4개월 후 CT를 찍어본 결과 간에 있었던 커다란 종양이 소실되어 복수가 없어졌다.

또한 수술이 불가능한 4기의 위암 환자도 항암제와 AHCC를 섭취하게 한 결과 약 7개월 후부터 암의 소실이 확인되었다.

일본 간사이 의과대학에서는 위암 수술 후 환자 132명을 대상으로 한 AHCC 연구 결과 5년 생존율이 아래와 같이 연장된 것을 확인하였다.

암 종류	암 병기	AHCC군 5년 생존율	한국 평균 생존율
위암	I A	100%	90%
	I B	100%	85%
	II	92.3%	70%
	III A	82.8%	50%
	III B	35.7%	30%
	IV	14.3%	10%

위암 사례 "암세포가 사라졌어요"

문광주 (남, 80세, 위암 3기 B)

저는 상기인의 아들입니다. 저희 아버님이 연로하셔서 제가 대신 펜을 들어 저희 아버님의 투병 과정을 통해 암환우 여러분께 작은 희망이나마 드리고자 합니다.

모두들 겪으셔서 잘 아시겠지만 그 '작은 희망'이라는 단어만 들어도 눈물이 나서 찾아헤매던 시절이 있었습니다. 그리고 그 작은 희망의 불씨가 암환우와 가족분들께는 얼마나 큰 힘이 되는지도 겪어봐서 잘 알고 있습니다. 모쪼록 저의 수기가 힘든 시간을 겪고 계실 가족분들께 작은 밀알의 희망이 될 수 있기를 기원합니다.

　모두들 그러하듯이 암이란 고통은 아주 조용하고 평범하게 저희 가정을 찾아왔습니다. 그리고 몇 년 동안 저희 가정을 송두리째 흔들어 놓았습니다. 2010년 5월 어느 날, 평생 한 번도 위내시경을 안 하셨던 아버님을 설득하여 전남대병원에서 위내시경을 포함한 건강검진을 받았습니다.

　그동안 워낙 식사도 잘 하시고 위에는 아무런 문제가 없으셨던 분이라, 빨리 내시경을 끝내고 가족끼리 외식을 하려고 하던 참이었는데 갑자기 검진 의사의 긴급한 호출이 왔습니다. 그리고 급하게 안내 받아 종양외과로 갔더니, 청천벽력과도 같은 거의 말기에 가까운 '위암 3기 말'의 진단을 받았습니다. 전혀 통증이나 자각 증상도 없었고 그동안 식사도 잘 하셨는데, 정말 믿을 수 없는 결과였습니다.

　일단 위암 수술로 유명한 신촌 세브란스병원으로 가서 다시 재검사를 하고 수술을 위해 입원하였습니다. 위암의 경우에는 항암화학요법이나 방사선치료는 그 효과가 아직 검증이 안 되었고 수술이 가장 확실한 치료법이라 해서 바로 수술 날짜를 잡았습니다.

　그러나 수술날짜가 다가올수록 고혈압, 당뇨병 등 평소 지병이 많았던 아버님의 상태를 염려한 의사들이 수술보다는 항암약물치료를 권하여서, 결국 믿었던 수술도 포기하고 정말 기약 없는 항암치료를 시작하게 되었습니다.

　그러나 항암치료를 시작하면서 워낙 연로하신 데다가 지병이 많으신 아버님은 치료 기간 내내 구토, 구내염, 설사, 발열, 탈모 등 부작용이 극심하여 식사도 제대로 하시지 못하고 차마 옆에서 지켜보기 힘든 지경에 이르렀습니다. 게다가 전남 광주에서 신촌 세브란스병원으로 3박 4일간 입원 치료하기 위해 2주 만에 상경하는 것도 보통 일이 아니었습니다. 항암치료 후 파김치가 된 아버님을 차에 태우고 광주로 내려오는 심정은 이루 말할 수 없이 아팠습니다. 그러다가 항암약물치료는 전국 어느 병원에서나 동일하다는 의사의 추천을 받고, 2010년 9월부터는 화순전남대병원으로 옮겨 치료를 받게 되었습니다.

그 후 여기서 1년여 동안 항암약물치료를 받으면서 암세포가 많이 줄어들었으면 하는 희망을 가지고 열심히 치료에 임했습니다. 그러던 2011년 5월 어느 날, 병동 전공의로부터 또 한 번의 청천벽력과도 같은 소리를 듣게 되었습니다.

그동안 항암치료를 했지만 별다른 효과가 없었고 오히려 암세포가 최초 발병 때보다 2배나 커졌다고 했습니다. 그래서 담당 주치의가 다른 치료방법을 찾느라 고민이 많으며, 또한 이대로는 암세포가 위의 구멍을 막아 3개월을 넘기기가 어려울 것이라면서 항암치료를 중단하고 남은 여생을 편하게 사시게끔 하라고 조언해 주었습니다.

그러면서 기존 항암치료의 효과가 전혀 없자 다른 항암약물로 바꿔주었는데, 그마저도 오히려 부작용이 심해져서 급기야는 얼굴과 온몸이 연탄을 뒤집어 쓴 것처럼 시커멓게 변하고 구내염이 심해져서 심지어 침조차도 삼키지 못하는 상황에까지 이르렀습니다.

환우 가족분들께서도 모두 다 경험하셔서 그 심정을 아시겠지만, 아버님과 다른 가족들에게는 아무 말도 하지 못하고, 저 혼자 며칠 동안 속이 타들어가는 속앓이를 하면서 하나님께 간절히 기도만 드렸습니다. 이것저것 작은 희망의 불씨를 찾아서 인터넷을 뒤지고 지인들에게 전화를 해서 혹시 좋은 기적의 치료약이 있는지 수소문도 해봤습니다.

그러나 별다른 소용이 없었고, 자포자기하고 마음을 비운 어느 날, 저녁에 회사 업무 때문에 인터넷 검색을 하다가 정말 우연찮게 'AHCC'를 알게 되었습니다. 그 전에는 유감스럽게도 'AHCC'란 단어를 한 번도 들어보지 못했습니다.

지푸라기라도 잡고 싶은 심정에 바로 AHCC를 구매해서 아버님이 복용하시도록 했습니다. 그 상황에서는 제게 더 이상의 선택의 여지가 없었고, AHCC가 사실상 아버님의 목숨이 달린 마지막 카드나 다름이 없었습니다. 사실 그때만 해도 AHCC에 대한 사전 지식이 없었기 때문에 별반 큰 기대도 하지 않았고, 다만 남은 여생을 통증 없이 편하게 사시라는 기대밖에 없었습니다.

그렇게 2011년 6월부터 AHCC를 복용하기 시작했고, 처음에는 급한 대로 하루에 액상 4~5포를 복용했습니다. 그런데 그 후 9월경에 아주 놀라운 결과가 나타났습니다. 항암치료와 병행하여 AHCC를 복용한 결과 불과 3개월 만에 전혀 기대를 하지 않고 찍었던 CT 사진에 암세포가 1/3 크기로 확 줄어들었다는 소식이었습니다.

지난 1년여 동안의 항암치료에도 불구하고 오히려 커졌던 암세포가 불과 3개월 만에 2/3나 사라지다니 설마 우연이겠지 했는데, 그해 11월에 찍은 더 정밀한 PET CT에서는 암세포가 흔적도 없이 사라진 것이었습니다.

수술도 하지 않았고, 항암치료 도중 시한부 선고까지 받으셨는데 암세포가 흔적도 없이 사라지다니! 기적 중에 이런 기적이 없었습니다. 마치 세상을 다 가진 것처럼 그렇게 기쁠 수가 없었습니다.

혹시나 하는 심정에 2013년 초까지 항암치료와 AHCC 복용을 병행하여 치료를 꾸준히 계속 하셨고, 아버님도 별다른 부작용 없이 힘들지 않게 치료를 잘 받으셨습니다. 그리고 중간 중간의 CT 촬영에서도 역시 암세포는 흔적조차 발견할 수 없었습니다. 현재는 2013년 이후 완치판정으로 치료를 중단한 상태이며, 지금도 매일 2~3포의 AHCC를 복용하고 있습니다. 또한 정기적인 CT 촬영에서도 암세포는 역시 발견되지 않았습니다.

저는 힘들고 어려웠던 지난날의 경험으로부터 소중한 사실을 하나 깨달았습니다. "아무리 암이란 질병이 무섭고 공포스럽고 절망적이라 하더라도 하나님께서는 이 세상 어딘가에 치료법 역시 함께 남겨두셨다는 사실을…"

기적은 우리 가족에게만 나타나는 특별한 선물이 아니라, 이 사실을 믿으며 끝까지 희망을 잃지 않고 암과 맞서 싸우는 환우와 가족 여러분들께도 분명 나타나리라고 확신합니다. 꼭 희망을 잃지 마세요. 감사합니다.

유방암에 AHCC
"유의하게 연명 효과 입증"

타지마클리닉에서 밝혀진 사실

타지마클리닉에서는 재발된 유방암 4기의 환자들에게 AHCC를 11년이라는 장기간 동안 섭취시킨 결과를 보고하였다. 재발된 유방암 4기 32명의 재발 후의 생존율은 3년 이상이 65.6%, 4년 이상이 43.8%, 5년 이상이 28.1%였다.

재발 후 생존기간의 평균치는 5년 2개월이고, 초진으로부터는 7년 11개월이었다. 양쪽 폐로 다발 전이되어 재발한 환자도 장기 생존하는 경우 재발로부터 14년 2개월, 초진으로부터 20년 11개월 이상이 되었다. (17회 AHCC 국제연구보고회)

미국 대체보완의학센터에서는 유방암 치료 사례로, 종양의 크기가 4.6cm인 유방암 환자가 절제수술을 거부하여 약 2년간 AHCC와 온열요법을 병용하여 3cm로 줄어들면서 근치적 절제술을 시행한

케이스를 발표하였다. (22회 통합기능성식품 국제회의)

후지모또 병원에서는 유방암 환자들에 대한 AHCC의 임상결과를 아래 표로 정리하였다. 역시 AHCC에는 유의하게 연명효과가 있다는 것이 나타났다. (제6회 AHCC 국제연구보고회)

[AHCC 섭취 유방암 환자 생존율]

암 종류	병기	피험자	사망자	생존율(%)
유방암	I	6	0/6	100.0
	II	8	0/6	100.0
	III	2	0/2	100.0
	IV	4	2/4	50.0

유방암 사례 1
"버섯이 면역에 좋다는 말을 듣고 선택했어요"

이경진 (탤런트)

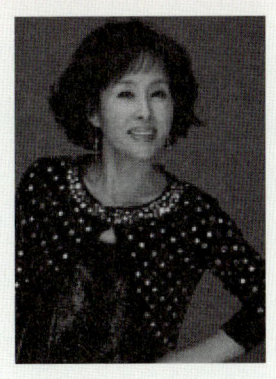

2011년 4월 처음 유방암을 진단받고, 너무나도 두려웠다. 항암제 2회, 방사선 33회, 항호르몬제 복용을 1년 가까이 하는 등 누구나 힘들겠지만, 연예인으로서 항암치료의 생활들은 너무나도 고통스러웠다.

내가 암 수술을 하였다고 하니 산에서 나는 풀들로 만든 효소, 각종 좋은 성분들로 만들었다는 엑기스 등 여러 식품들을 여기저기서 소개도 해주고, 선물도 해주었다. 하지만 평소에 비위가 약한데다가 항암치료와 방사선치료를 받고 있던 터라 모두 구역질이 나서 먹을 수가 없었다.

병원치료가 너무 힘들어 결국 나는 항암치료를 2회만 하고 그만 받겠다고 했다. 상심해 있던 중 평소 다니던 미용실 원장의 지인이 암 말기로 항암치료를 받고 있었는데 AHCC를 먹고 좋아졌다고 하는 얘기를 들었다. AHCC가 무엇인지 모르다가 버섯으로 만든 것이라고 해서 귀가 솔깃해졌다. 다른 것은 몰라도 버섯이 면역에 좋다는 것은 익히 들어서 상황버섯을 달여 먹고 있었던 중이었고, 좀 더 쉽고 간편하게 먹을 수 있는 것을 찾던 중이었기 때문이었다.

좀 더 자세히 알아보니 자료도 많이 있고, 면역력 증진으로 인정도 받은 제품이라 신뢰가 갔다. 이것도 인연이 되려는지 나는 아무리 몸에 좋아도 비위가 상하면 못 먹는데 액상으로 된 AHCC는 나와 아주 잘 맞았다.

AHCC를 먹고 나서 가장 달라진 것은 혈색이 좋아진 것이었다. 그러자 끊겼던 드라마 섭외도 다시 들어오기 시작했다. 하지만 거기에도 난관이 있었다. 캐스팅이 되고 대본까지 받았지만, 내가 암 환자이기 때문에 드라마 촬영 도중 문제가 생길 것을 우려해 캐스팅 한 것을 취소하겠다는 통보가 온 것이다. 우여곡절 끝에 드라마 촬영을 시작하게 됐지만 나는 더 악착같이 이를 악물었다. 나로 인해 드라마에 차질이 생기면 안 되는 것이 우선이었고, 또한 온 국민에게 보여지는 내 모습에서 '암 환자'라는 인식의 그림자에서 벗어나고 싶었기 때문에 더욱 노력했다.

드라마 2편을 동시에 촬영하느라 대본 외우기에도 너무 바빠 밥은

김밥으로 때우더라도 AHCC만은 꼭 챙겨먹었다. 나 스스로도 느낄 만큼 에너지가 새록새록 넘쳐나고, 컨디션이 좋아졌다. 감독님부터 후배 연기자들까지 모두들 갈수록 얼굴이 너무 좋아진다고들 했다. 촬영 중 순에는 내가 이렇게 너무 무리해서 전이되는 것은 아닌가 걱정이 되기도 했지만, 나를 암 환자로 보지 않는 시선들에 신이 나서 더 촬영에 몰입할 수 있었다.

AHCC를 먹으면서 가장 좋아진 점은 우울증과 불면증 약을 끊을 수 있었던 점이다. 우울증 약을 복용할 때는 갑자기 세상이 꺼지는 것 같았고, 불면증 약을 복용하지 않을 때는 잠이 오지 않는 것에 대한 불안감이 있었다.

그런데 컨디션이 좋아지면서 우울증과 불면증 약을 끊으니 다른 세상을 보는 것 같았다. 컨디션은 더할 나위 없이 좋아지는 것은 물론이고, 카메라에 비춰지는 내 모습이 다시 예전의 내 모습 100% 이상으로 돌아온 것 같아 기쁘기도 하였다. 한편으론 '이젠 내가 정말 건강해질 수 있겠구나.' 라는 생각에 안도할 수 있었다.

2014년 10월 병원 검진 때는 암세포도 안 보이고, 좋아졌다고 하였다. 담당 주치의가 그냥 하는 소리가 아니라 진짜 좋아졌다고 함께 기뻐해 주었다.

나는 성격이 좋고 싫음이 분명하고, 내가 신뢰하지 않는 것은 시도하지도 않는다. 지금도 옆에서 아무리 많은 것을 주어도 특별한 것은 안 먹고, 비타민 C, 비타민 D와 상황버섯 달인 물과 AHCC만 먹는다. 또한 운동은 요가, 골프와 발마사지도 꾸준히 하고 있다. 웬만하면 지인들에게 추천을 하지 않지만 AHCC는 내가 직접 사먹을 정도로 지인들에게도 권해준다.

암 치료를 하면서 속상하고 힘든 일도 많았고, 새롭게 배우게 된 일도 많았다. 배우라는 직업이 치열한 경쟁 속에서 살아남아야 하는 스트레스의 연속이지만, 좀 더 편안히 내려놓는 기회가 되었다고나 할까? 두 편의 드라마 촬영이 끝난 오늘, 내 몸과 마음에 쉴 틈을 주고, 내 몸속 어딘가에 있을지 모를 암세포에게는 건강한 음식으로 쉴 틈을 주지 않으려 한다.

유방암 사례 2 "엄마에게도, 내게도 하늘같은 은인이에요"

이정화 (여, 48세, 유방암 2기)

AHCC는 하늘 같은 은인이다. 2006년에 폐암 4기말 판정을 받은 친정엄마께 생존 6년이라는 새 생명을 더 살도록 늘려주었기 때문이다. 의사인 형부가 수소문 끝에 찾은 것이 AHCC였는데, 폐를 지나 뼈와 뇌에도 전이가 심하게 왔던 엄마에게는 마지막 비책과도 같았다. 잔기침과 두통이 늘 따라다니긴 했지만, 지역 테니스 경기에 매년 어르신 대표로 참가하여 수상 메달을 놓치지 않는 체력이라 이때의 참혹한 결과는 너무나 충격적이었다.

얼마 사시지 못한다는 사실을 차마 말씀 드릴 수 없었다. 삼성병원에서 수술과 항암요법을 병행하였는데, 그저 구해온 AHCC를 꼬박꼬박 잘 챙겨드리는 것만이 우리가 할 수 있는 일의 전부였다. 그렇게 일년이 지나가는 것이 자녀들로서는 어리둥절하기까지 했는데 참으로 좋은 경과였다. 수술 후 회복도 빠르고 입맛도 좋으셔서 죽음의 두려움은 온 데 간 데 없어졌다. 오히려 엄마는 항암 과정의 후반부에는 무료급식 봉사를 병행하시면서 생활해 나가실 정도로 일상생활을 잘 헤쳐나가셨다.

나는 이때 암이라고 해도 하나도 무서워할 것 없이 AHCC 먹고 운동하면 다 낫는다는 굳건한 믿음이 생겼다. 나와 형제들은 엄마에게 약을 번갈아가며 주문해드리고 엄마도 잘 드셨다. 친정엄마는 암을 잊고 사시는 듯, 발견과 치료과정을 끝내고 어언 5년 동안 텃밭농사를 지어 급식소 봉사도 하시면서 AHCC로 탄탄한 건강 균형을 이루어가셨다.

그 즈음에 설상가상으로 나의 유방암 덩어리가 발견되었다. 정말 우연이었는데 가슴둘레에서 처음 내 손가락에 잡혔을 때부터 '나도 AHCC가 필요할 것'이라는 느낌이 들었다. 병원 검사가 나오기도 전에 AHCC를 주문해서 복용했는데 이때가 처음으로 나 자신을 위한 것이었다.

얼마 후 정밀검사 결과 유방암 2기 말이라고 했지만 그렇게 두려운 생각이 들지는 않았다. 엄마는 소생이 힘들다는 폐암 4기 말이었지만, 2011년 9월 완치 판정을 받으시고, 생생하게 여섯 해째 건강하게 살아 계시지 않은가!

이깟 암은 AHCC 잘 먹고 운동 꾸준히 하고 마음 편히 지내면 보통 평범한 사람들보다 더 건강하게 살 수 있는 것이니까 두려워할 것 하나도 없다고 여겼다. 오히려 더 잘 살아야겠다는 단단한 마음의 힘까지 생겼다.

친정엄마는 딸의 중병을 아시고는 당신이 복용하고 있던 AHCC를 싸들고 오셨다. 10년이 넘도록 잘 못 먹고, 잘 못 자고, 밤낮 일만 했던 나를 야단치셨다. 그날부터 친정엄마는 내 옆에 있어주었고 AHCC를 챙겨주며 아침, 저녁으로 함께 2포씩 먹었다. 식욕도 좋고 컨디션도 좋고 잠도 잘 잤다. 무엇보다 AHCC에 대한 믿음이 암에 걸린 당사자의 마음을 이렇게 편안하게 해줄 수 있다는 것이 참으로 놀라웠다. 암은 새로 생긴 식구 같다는 생각이 들었다. 내 몸이 만든 일종의 생명체인 것을 어떻게든 잘 다스려서 몸 안에서 대장노릇 하지 못하게 해야겠다고 여겼다.

　삼성병원에서 수술할 날짜를 기다리며 요양 차 며칠 있기로 하고 강원도에 갔었는데 그때 마음이 너무 편안했다. 그래서 수술을 미루고 병원에서 하는 수술보다 자연치유요법을 배우며 지내기로 마음먹기까지 하였다.

　실제로 7개월 동안 자연요법을 실천하며 산속에서 지냈는데 단식을 할 때에도 하루도 빠지지 않고 AHCC를 매일 2포에서 4포를 복용했다. 그 덕분인지 25일 단식과 50일 보식을 아무 탈 없이, 그야말로 어지러움 증세 하나 없이 잘 해냈다. 이때는 친정엄마도 함께 자연요법을 했는데 연세가 있으신 데도 일주일 단식을 무사히 하신 것을 보면 분명 AHCC의 생명력이 주는 효과가 틀림없었다. 그러던 중에 기 운동을 가르치고 계시는 어느 선생님을 알게 되었는데 내게 꼭 필요한 명 처방을 내려주셨다. "몸에 달려있는 종양은 의술로 떼어내고, 체력을 유지하기 위한 운동과 AHCC를 계속 복용하라."는 것이었다.

　이때 나는 현대인의 건강 지키기가 어떤 것인지 깊은 생각을 하게 되었다. 그제서야 7살과 9살 사랑하는 나의 아이들이 눈에 들어왔다. 산속에서만 살 수는 없기에 늘 곁에 있어주는 엄마가 되어주어야지, 다시는 아프지 말자고 결심하면서 슬기로운 방법을 모두 동원하기로 했다. 삼성의료원을 찾아 정밀검사를 다시 했다. 제법 긴 세월에도 종양의 크기나 전이는 전혀 없었다. 남편과 친구들이 간절히 원했기 때문에 병원 수술을 받기로 결정했다.

현대의술을 저버리고 자연요법을 택한 내가 얼마나 우매하다고 생각하였을까마는 나는 신기하게도 자연치유요법을 택하고 실천했을 때에도 AHCC의 도움을 많이 받았다. 가슴 피부 아래 전 절제 수술과 8차례의 항암으로 머리카락 전체에 탈모가 왔을 때에도 언제나 AHCC의 덕을 톡톡히 보았다. 전혀 암으로 인한 우울감이나 두려움이 없었고 구토가 나지도 않았다. 입맛을 잃은 적도 없었으며 잠을 뒤척이는 등의 불면증 증세도 전혀 없었다.

화학약물 치료 중에는 일부러 용량을 늘려 하루 12~18포를 먹기도 했는데 많이 먹어도 부작용은 전혀 나타나지 않았다. 한 올도 없이 다 빠졌던 머리카락도 6개월이 안 되어 짧은 커트머리를 한 것처럼 빨리 자라났다. 1년이 지난 뒤에는 목 뒤로 묶을 수 있을 정도로 길게 자랐는데 머리카락에 윤기가 나면서 숱도 많고 매우 건강했다.

이러한 현상들은 필경 AHCC가 신체 건강을 유지하는 데 있어서 신비한 에너지를 가지고 있기 때문일 것이다.

친정엄마는 드시라고 보내드린 AHCC를 아껴서 나 먹으라고 다시 싸들고 오신다. 그 모정을 생각하니 눈시울이 뜨거워진다.

절제한 가슴을 보정하는 여러 번의 수술도 잘 견뎠고 지금은 좋아하는 그림 그리기와 봉사활동도 활발히 할 수 있는 보통 이상의 건강을 유지하고 있다. 이 역시 매일 먹는 AHCC가 한몫을 한다.

남편이 업무가 많아 지칠 때나 아이들이 감기 기운으로 컨디션이 안 좋을 때도 AHCC를 한 포씩 먹이는데 귀한 엄마약이 축난다고 미안해한다. 사실 나는 좋은 것 나눠먹고 온 식구가 건강했으면 하고 바라는 마음 간절할 뿐이다. 명약은 숨길 수 없다는 말이 역시 맞다. 신체적 정신적 건강의 균형을 위해 애쓰는 이들에게 적극적으로 AHCC를 권하고 싶다.

유방암 사례 3 "내 일생에서 가장 잘한 것 중의 하나는…"

장부연 (여, 48세, 유방암 2기)

"유방암입니다."

의사 선생님의 말씀에 나도 모르게 흐르는 눈물을 주체할 수 없었다. 아이들 생각, 남편 생각, 내 인생, 내 죽음, 무덤 속에 들어가 있는 나… 온갖 영상이 한꺼번에 몰려와 이리가도 저리가도 눈물이 뚝뚝 흘렀고, 그렇게 수술 전까지 매일을 울면서 지냈다.

그러다가 '내가 왜 암에 걸렸을까?' 천천히 생각해보았다. 아무래도 음식 습관 때문인 것 같았다. 평소에 나는 외식을 자주 하고, 고기를 워낙 좋아해서 고기를 거의 매일 먹고, 인스턴트식품을 자주 먹었었다. 그런데 언제부터인가 TV를 보면 내용 파악이 잘 안 되었다. 책이나 신문을 보면 글씨가 잘 안 보이고, 하얀 백지 상태로 보이기도 했다. 머리는 공중에 떠있는 상태 같은 느낌을 받았고, 체중은 점점 늘어갔다.

이런 증상들은 몸이 나에게 보내는 메시지였을 터인데, 아무런 조치를 하지 않았던 나 자신이 너무도 한심했다. 그리고 다시는 이런 후회를 하지 말아야겠다는 생각에 '수술하고 나면 관리를 잘해서 암을 이겨내야지.' 하고 다짐했다.

  나는 삼성서울병원에서 유방암 2기 진단을 받고 2009년 12월 15일에 수술을 받았다. 친언니가 유방암으로 몇 년 전에 돌아가셔서 나는 부분 절제를 하지 않고, 완전 절제를 택하여 유방에서 겨드랑이까지 완전히 들어냈다.

  입원해 있는 동안 병원 로비에서는 저녁때만 되면 약속이나 한 듯 유방암 수술 환자들이 모여 음식 이야기며, 건강식품 이야기 등을 하곤 했다. 나는 퇴원하면서 병원로비 한편에 꽂혀 있던 책자와 팸플릿을 몇 장 가지고 나왔다.

  항암치료가 시작됐다. 8번을 맞으며 머리는 우수수 낙엽 떨어지듯 흘러내려 하나도 없고, 몸에 있는 눈썹, 솜털 등 털이란 털은 모두 빠져 버렸다. 피부는 반질반질해졌다. 그리고 속이 쓰려서 잠도 못 자고, 한밤중에 일어나 죽을 막 퍼먹고, 평소에는 시어서 먹기 힘들었던 레몬을 몇 개씩 까서 먹고 김치 국물을 정신없이 먹어 치웠다. 나의 몸은 주체할 수 없이 부들부들 떨리고 표현할 수 없는 몸 상태로 너무나도 괴로웠다.

  항암치료가 끝나고 5년 동안 먹을 항암약인 타목시펜을 복용하기 시작했다. 살은 점점 빠져서 나의 모습은 죽음을 앞둔 사람처럼 뼈만 남은 모습으로 변해갔다. 내 눈은 썩은 동태눈 같이 점점 흰 부분이 까맣게 변해가고 있었다. 나는 덜컥 겁이 났다.

  '어떡하지, 어떻게 해야 할까?' 고민하다가 병원 퇴원 때 가지고 온 책자가 생각났다. '좋은 수가 있을 거야, 나에게 행운이 올 거야.' 하며 열심히 책자를 읽었다. 그때 내 눈에 들어온 것이 AHCC였다. 혜성같이 나타나 나의 고민을 단번에 없애줄 것 같았다.

처음 3개월은 하루에 액상 6포씩을 먹었다. 두 달 정도를 먹었을까? 몸속의 쓰린 느낌이 없어지고, 진정이 되어갔다. 나는 시간을 정해서 꼬박꼬박 열심히 먹었다. 그리고 3개월 후에 병원에서 각종 검사를 받았다. 피검사 결과가 모두 정상으로 나와 너무 신기했다. 몇 달 전 검사 내용엔 삼각형 모양이 오르락내리락 자기 마음대로였는데 모두 정상이라니 깜짝 놀랐다. 한편으로 너무나도 기뻤다. 나는 AHCC 덕분이라 여기며 꾸준하게 먹었다. 3개월 뒤엔 양을 줄여 하루에 3포씩 먹었고, 감기 기운이 있을 때면 1포를 더 복용하여 이겨냈다. 다른 사람들은 앞머리가 잘 자라지 않아 짧은 상태였는데 나는 머리도 잘 자라고 손톱, 발톱도 잘 자랐다.

항암주사로 인하여 털이 다 빠져 반질거렸던 내 피부에도 솜털이 나기 시작했고, 살이 올라 내 키에 맞는 정상체중으로 돌아왔다. 같이 수술했던 유방암 친구들은 항암제의 부작용으로 관절이 아프고, 팔에 부종도 생기고, 머리도 아프다며 전화가 오곤 했다. 그런데 나는 그런 부작용이 전혀 없어서 신기했다. 또한, 강제로 끊었던 월경으로 인한 갱년기 증상도 없었다. 정말 꿈의 암 치료제가 맞는 것 같다.

수술한 지 벌써 5년이 되어간다. 나는 AHCC를 꾸준히 복용하여 지금은 예방 차원에서 하루에 1포씩 먹고 있다. 우리 딸들도 1포씩 먹는데 피곤하지 않고, 정신 집중이 잘 돼서 좋다고 한다. 건강한 사람에게도 효과가 만점인 것 같다.

나는 누가 암에 걸렸다든지, 몸에 병이 생겼다고 하면 적극적으로 AHCC를 권한다. 요즘엔 머리도 개운해지고, TV를 보면 내용 파악이 잘 되어 재미있게 보고 있다. 일을 할 때도 계획적으로 하고 순서 있게 처리하여 기분이 좋다.

얼마 전에 고등학교 2학년인 둘째 딸 학부모설명회 때 교장선생님께서 깜짝 퀴즈로 요점 파악하는 문제를 내셨는데 내가 맞혀 책을 선물 받았다. 아무것도 아닌 일 같지만, 드라마 내용도 잘 파악이 안 되던 내게는 큰 변화라서 기쁘지 않을 수 없다.

지금의 내 몸 상태는 수술하기 전보다 훨씬 좋아졌고, 얼굴빛은 밝게 보인다고 지인들은 이야기한다. 내 일생에서 가장 잘한 것 중의 하나가 AHCC를 복용한 것이다. AHCC를 만들어 암 환자들에게 생명을 연장시켜주고 삶의 희망을 주며 미래를 꿈꿀 수 있게 해준 분들에게 감사한다.

폐암에 AHCC
"재발과 전이 막는 데 효과 입증"

한국의 종합병원과 암센터에서도 한국의 종합병원과 암센터에서는 의사가 건강식품을 권하는 것은 극히 드물다. 암센터에서 암 환자를 치료하면서, 항암제와 방사선으로 암을 진료했던 한 전문의는 본인이 처방했던 항암제로 인해 암의 부피가 감소했지만 상대적으로 환자의 전신 상태가 극도로 쇠약해져 도대체 무엇을 위한 치료를 했는지 의문을 갖고 있던 찰나에 장모님이 폐암 진단을 받게 되었다.

그런데 앞으로 어떻게 치료할 것인가에 대한 걱정보다는 치료를 마친 후 돌아가실 때까지 어렵고, 괴로운 투병생활을 어떻게 도와드려야 좋을지를 먼저 걱정하게 되었다. 그래서 항암치료 후 입맛이 떨어지고, 구토 증상으로 극도로 쇠약해질 것을 대비해 고단백식품과, 방사선과 항암치료로 떨어질 면역력을 올려줄 수 있는 면역제제를 찾기 시작했다. 그렇게 알게 된 것이 AHCC였다.

폐암 3기로, 수술 전 방사선 치료를 6주간 받고, 오른쪽 폐를 모두 절제한 후 2차례 항암치료를 하는 치료 기간 내내 AHCC를 드시게 하였는데, 여러 가지 나타나야 할 괴로운 증상들을 가볍게 넘기시는 것이었다.

그보다 더 놀라운 것은 수술을 집도했던 의사가 주위 림프선으로 너무 많이 번져 제거할 수 있는 것만 제거하여서, 여명이 6개월이라고 하였는데, 2~3개월 간격으로 CT를 찍어본 결과 수술 시 절제하지 못했던 림프선도 사라지고, 40개월이 넘게 재발과 전이의 소견을 보이지 않았던 것이다. 이를 계기로 AHCC에 대한 연구 자료를 모으고 AHCC국제학회도 참가하면서 동료 교수들까지도 관심을 갖게 되었다.

현재는 국내 종합병원과 대학병원의 의사들이 매년 일본에서 개최되는 AHCC국제연구회를 통해 논문을 발표하고, 임상도 이미 많이 진행하였다. 폐암에 대한 연구도 학회를 통해 끊임없이 발표되고 있다.

"나을 수 있다는 확신과 적극적인 치료는 새로운 세상을 열어주었어요"

김정수 (남, 59세, 폐암 3기 B)

감기몸살 증세로 춥고, 열도 나고 하여 집근처에 있는 병원에서 치료를 받았으나 전혀 차도가 없어서 가슴 X-ray와 CT검사를 한 것이 벌써 5년 전의 일이다.

'벌써'라는 단어를 적을 수 있게 해주신 하느님께 감사드리며 나를 열심히 치료해주신 의사 선생님, 그리고 AHCC, 틈만 나면 땀을 흘리며 오르던 뒷산 오솔길, 사랑하는 나의 가족에게도 감사를 드리고 싶다.

지금으로부터 5년 전 이른 봄에 집근처 병원에서 실시한 검진 결과 이상이 발견돼, Y병원으로 옮겨 정밀검사를 받게 되었다. 결과는 악성 종양으로 '폐암 3기 B'라는 진단이 나왔다. 내게 주어진 시간들과 나를 에워싼 모든 것들이 일순간에 무너지는 순간이었다. 의사 선생님께서 서둘러 수술 날짜를 잡으셨지만 암세포가 너무 커서 암 크기를 줄이기 위한 항암치료를 3회 먼저 시행하였다. 수술도 하기 전 항암치료는 앞으로 해나가야 할 암치료를 더욱 암담하게 만들었다.

다행히 수술은 성공적으로 아주 잘 되었다. 수술이 잘 되었다는 안도감도 잠시! 견디기 힘든 항암제와 방사선치료가 나를 기다리고 있었다. 잘 먹지도 못하고, 여러 부작용들로 고통스러워하는 나를 위해 우리 가족은 열심히 인터넷을 검색하고, 책을 읽어 의논하더니 AHCC를 먹어보라며 권했다.

그 당시 내게 AHCC는 너무나 큰 힘이 되었고 다행스러운 일이었다. 잘 먹지도 못해 쇠약해져 가던 내가 AHCC를 먹고 난 후 일단 식욕이 많이 생겨 잘 먹게 된 것이다. 나중에는 너무 잘 먹어 오히려 살이 쪄서 가족들이 걱정을 할 정도였으니 식욕 향상에 틀림없이 효과를 보았다.

처음엔 종양 제거 수술을 하고 그저 항암제, 방사선 치료를 잘 받기 위해서 선택했던 AHCC를 지금까지 복용하는 것은 AHCC로 기적을 경험했기 때문이다. 방사선 치료 30회도 차질 없이 모두 받았고, 병원 치료와 AHCC의 면역력을 보강시키는 대체요법을 잘 병행하여 나는 직장도 꾸준히 잘 다닐 수 있었다.

수술 후에 하루에 3번씩 AHCC를 복용했고, 또 아내가 아침마다 갈아주는 신선초녹즙과 청국장도 많은 도움이 되었던 것 같다. 그리고 꼭 나을 수 있다는 마음의 확신과 적극적인 병원치료, 꾸준한 AHCC의 복용, 가족의 따뜻한 사랑이 나에게 새로운 세상을 열어주고, 내 즐거운 가장의 자리를 지켜준 것 같다.

　처음 암 진단을 받은 날로부터 꼭 5년이 넘었다. 인생은 넘어야 할 고개가 여러 개 있는 것 같다. 5년 전 암의 발병은 내 인생에서 넘어야 할 가장 큰 고개였으리라. 하지만 다시 더 큰 고개 아닌 산이 있다 할지라도 그 산을 넘는 것이 두렵지 않다. 큰 산 너머엔 더욱 아름다운 무지개가 나를 기다리고 있을 테니….

폐암 사례
"논밭 일도 하시고 경운기도 몰고 나갈 수 있게 됐어요"

이성화 (남, 76세, 폐암 3기)

　아버지께서 연로하셔서 옆에서 간호하고 있는 딸인 제가 대신 몇 자 적습니다. 아버지는 시골에서 농사를 짓고 계십니다. 연로하시고, 자식들도 다 커서 제 밥그릇들은 다 챙기고 있어 이제 그만 일 하셔도 된다고 만류하여도 막무가내로 일을 하고 계십니다.

　아버지께서는 그날도 소를 몰고 들에 나가셨는데, 평소보다 숨이 가쁘게 느껴지고, 빨리 걸으면 걸을 수 없을 정도가 되어 병원에 가시게 되었습니다. 처음엔 동네 작은 병원에 들렀다가 큰 병원으로 가보라고 하여, 큰 오빠와 함께 부산 백병원에서 진찰을 하였고 검사 결과 폐암 2~3기로 접어드는 시점이라고 하였습니다. 빨리 수술을 해야 한다고 하여서 가족회의 끝에 수술을 하기로 결정하였습니다.

다행히 수술은 성공적으로 끝났지만, 병원에서는 살아계실 날이 6개월 정도라고 하였습니다. 그도 그럴 것이 집에서 요양하는 동안 건강상태가 더욱 악화되어 갔습니다. 숨이 차서 당신 혼자 화장실 가는 것도 부담스러워 하셨고, 외출은 아예 생각하지도 못하였습니다.

그럭저럭 5개월 정도가 지났습니다. 담당의사 선생님은 항암주사를 맞으면 체력이 안 돼서 못 견뎌내실 것 같다고 AHCC를 권유해 주셨습니다. 의사 선생님이 권유하시기에 일단 사드리기로 했습니다. 너무도 안 좋은 상태여서 식사라도 조금 잘하실 수 있게 하자는 게 형제들의 의견이었습니다. 그야말로 혹시나 하는 생각에 복용하게 되었습니다.

AHCC를 복용한 지 한 달 정도 지나자 움직임이 좀 나아지셨습니다. 아버지는 AHCC를 의지하고 계신 듯 했습니다. 처음 3개월간은 하루에 7.5g 3포씩 드셨는데 금방 효과를 보셨습니다. 처음 병원에서 항암도 어려울 것 같다고 했었는데, 항암치료를 해보자고 할 정도였으니까요. 항암치료를 받고 있는 옆의 환자분들은 부작용이 심해서 많이들 힘들어 하는 것 같았는데, 아버지는 의외로 잘 견뎌 주셨습니다. 그것만으로도 마음의 걱정을 많이 덜은 셈이었지요.

그런데 문제가 있었습니다. 형제들이 다 넉넉지 못한 형편이어서 병원비며, 약값이며 거기다 AHCC까지 사드리는 게 아버지께는 죄송하지만 좀 부담이었습니다. 그래서 할 수 없이 약 한 달 정도 AHCC 복용을 못하셨습니다. 그런 와중에 항암치료를 하시던 아버지는 주사를 맞고 난 후 식욕이 너무 떨어져서 식사를 거의 못하다시피 하셨습니다.

그러다 보니 자꾸만 누워 계시려고 하고, 체력적으로 많이 힘들어 하셨습니다. 안 되겠다 싶어 가족들은 어떻게든 AHCC만은 사다 드리자고 결론 내었습니다.

그로부터 1년이 지난 지금, 아버지는 논밭에 나가십니다. 처음 진단 시 목과 간에 전이가 있었는데, 더 이상 진행이 되지 않고 있는 상태라고 합니다. 무엇보다 아버지께서 식사도 잘하시고, 기운도 있으셔서 정말 다행입니다. 지금은 AHCC를 하루에 5g씩 2포만 드시고 계시는데 일을 많이 하지는 못하시더라도 소일은 하시고 계십니다. 간간이 경운기도 운전하고 계시니 그것만으로도 감사하게 생각합니다.

대장암에 AHCC
"생존율 증가로 주목"

**간사이
의과대학팀은**
모든 말기 암이 그렇지만, 4기의 대장암 치료로는 수술, 방사선요법, 화학요법이 시행되고 있지만 기대할 만한 성적이 나오지 못하고 있고, 예후도 불량하다.

간사이 의과대학의 카미야마 교수팀은 대장암 4기로 진단 받은 환자 163명을 대상으로 AHCC 섭취군과 대조군으로 나누어 비교 검토하였다.

1997년부터 2004년까지 연구하였는데, AHCC를 섭취한 말기 대장암 환자들의 5년 평균 생존율은 25.4%였던 것에 비해 AHCC를 섭취하지 않은 환자들의 5년 평균 생존율은 11.6%에 불과하였다.

또한, 평균 생존 기간도 AHCC군은 2.8년, 대조군은 0.989년으로 대조적이었다. 화학요법과의 병용에서도 AHCC군의 예후가 양호하

였고, 복막 전이 및 비절제의 경우에도 그 예후가 양호하였다. (13회 AHCC 국제연구보고회)

암 종류	암 병기	AHCC 섭취군 5년 생존율	한국 평균 생존율
대장암	I	100.0%	90%
	II	100.0%	70%
	IIIA	92.5%	50%
	IIIB	73.3%	
	IV	7.1%	5%

중국의 후지안 전통중의학대학에서는 대조군과 AHCC군으로 나누어 각각 마우스 10마리의 비장에 대장암 세포를 주사한 후 간 전이 억제 효과를 평가한 결과, 대조군에서는 간으로의 전이와 광범위한 결절이 관찰되었으나, AHCC군에서는 3마리만이 전이가 관찰되었고 결절은 비교적 작았다. 7마리에서는 전이가 전혀 관찰되지 않았다고 밝혔다.

대장암 사례

"확신을 갖고 치료에 임할 때 좋은 결과를 기대할 수 있습니다"

한인선 (여, 79세, 대장암 3기)

저는 위의 대장암 환자의 막내아들입니다. 암으로 고생하시는 환자, 그리고 그 가족분들에게 조금이나마 도움이 되었으면 하는 생각에서

이 글을 쓰게 되었습니다.

그날은 제 생일이어서 온 가족들이 저희 집에 오셔서 저녁식사 후 생일 축하파티를 하고 있었습니다. 그런데 어머님께서 화장실에서 나오시는데 얼굴 표정이 좋지 않으셨습니다. 혈변을 보셨다는 겁니다. 어머님께서는 그 당시 72세로 연세가 있으셨지만 노인대학에서 배운 각종 무용으로 여러 행사에 공연을 다니시고, 수영도 하실 정도로 아주 건강하셨습니다. 그래서 큰 걱정은 하지 않았지요.

공연 때문에 바쁘시다는 어머님을 설득하여 아버님께서 예약하신 병원에서 내시경 검사를 받으셨습니다. 그런데 검사를 시작한 지 10분도 채 안 되어 검사가 끝났습니다. S상 결장에 혹이 있어 더 이상 내시경이 들어갈 수가 없어 검사를 중단할 수밖에 없었다는 의사 선생님의 설명이 있었고, 조직검사 결과가 나와 봐야 정확한 것은 알겠지만 지금 보아도 암이 분명하다는 것이었습니다.

일주일 후 나온 검사 결과는 역시 예상과 다르지 않았습니다. 수술을 꼭 해야 하며, 수술을 해봐야 알겠지만 대장암 3기로 생각된다는 것이었습니다. 도저히 믿어지지가 않아 그 검사 결과를 갖고 다른 의사 선생님을 찾았습니다.

하지만 결론은 마찬가지였습니다. 이때 저의 첫 질문은 "수술을 받지 않고 그냥 사시면 얼마나 사실까요?"였습니다. 연세가 72세, 제 생각에는 5년만 그냥 사실 수 있다면 수술을 받지 않는 것이 낫지 않나 하는 생각에서였습니다. 그 이유는 첫째, 수술이 잘 될 것인가? 둘째, 수술이 잘 되더라도 방사선, 약물치료 등 수술 후 치료를 견뎌내실 수 있을까? 하는 의문에서였습니다.

주변에서 보면 암 수술은 잘 되었다고 하지만 수술 이후 회복이 되지 않아 평생을 병상에서 보내시는 환자들을 여럿 보아왔던 관계로 어머니께서 수술 후 10년 아니 20년을 사신다 하더라도 병상에서 일어나실 수 없다면 본인과 가족 모두에게 불행일 테니까요.

그렇다면 지금까지도 건강하셨고 앞으로 5년만 더 건강하실 수 있다면, 최종 수술은 그 이후에 하는 것이 낫지 않을까 하는 생각에서였습니다. 그렇지만 의사 선생님의 답변은 "수술을 받지 않으면 1년 이내에 장이 막힙니다."였습니다. 수술은 이제 어쩔 수 없는 선택이 되었습니다.

의사 선생님께서 유명대학병원 암센터 원장 선생님을 소개시켜 주셔서 그곳에서 수술을 받았습니다. 수술 결과는 역시 대장암 3기! 수술 결과는 좋았지만 집도를 하신 선생님(원장 선생님은 연세가 있으셔서 제자가 집도를 함)께서 말씀하시길 "수술 후 방사선 치료를 받아야 하는데 환자는 연세도 있으시고 해서 방사선 치료를 끝까지 받으실 수 있을지…."라며 말끝을 흐리셨습니다.

사실 어머님께서는 본인이 암이라는 것도 모르고 수술을 하셨습니다. 장에 혹이 있는데 암은 아니고 그냥 놔두면 장이 막혀서 안 되니까 수술을 해야 한다고 말씀드렸었거든요. 그래서 문병 오는 사람들이 암 얘기만 해도 어머님께서는 화를 내실 정도였으니까요. 그런데 의사 선생님께서 그렇게 말씀을 하시니 가족회의에서도 수술 후 치료를 하지 말고 대체요법을 찾아보기로 하였습니다. 나중에 안 사실이지만 어머님께서도 본인이 암이 아닌가(주변 환자들이 모두 암 환자였으니까요) 하고 의심을 하고 계셨는데 퇴원할 때 약도 주지 않고 3개월 후에 나오라고 하니까 '그러면 그렇지! 나는 암이 아니야.'하고 생각하셨다는군요.

이때부터 인터넷, 서점 등을 뒤져 찾아낸 것이 AHCC였습니다. 의심이 많았던 저는 AHCC를 판매하는 곳으로 직접 찾아가서 설명을 듣고, 책과 비디오 자료를 받아와 가족회의를 통해 AHCC로 대체요법을 하기로 하였습니다.

3개월 후 다시 병원을 찾았을 때 원장 선생님은 진료를 하시다 말고 집도를 하셨던 의사 선생님을 불러 막 화를 내시는 것이었습니다. "아니 이 환자는 아무 조치도 취하지 않았나? 왜 방사선 치료를 하지 않았느냔 말이야?"

집도를 하신 선생님께서는 "가족들도 원하지 않고 본인도 암인 줄 모르고 해서…." 원장 선생님께서는 환자와 환자 가족들 앞에서는 그냥 넘어가셨지만 수술 후 치료를 하지 않은 것에 대해 상당히 화를 내고 계셨습니다.

한편으로는 '우리 가족들의 결정이 잘 된 것일까?' '어머님께서 본인이 암이라는 것을 알면 안 되는데….' 하는 걱정을 하던 차에 원장 선생님의 이런 호통은 저희를 더 불안하게 했습니다. 지금이라도 방사선 치료를 받아야 하는 것은 아닌가?

그렇지만 다행스럽게도 3개월간의 경과는 좋은 편이었고, 일본 의사들도 처방한다는 AHCC의 자료를 보고 다시 AHCC로 그냥 밀고 나가기로 결정하였습니다. 어머님께는 "이건 버섯으로 만든 건강식품인데 암 환자들 뿐만 아니라 수술한 사람들도 먹으면 몸을 정상으로 만들어 준대요. 꼭 매일 3포씩 드세요."라고 말씀드렸더니 참 열심히 드셨습니다.

다시 3개월 후 검사, 다음은 6개월 후…. 검사할 때마다 의사 선생님의 칭찬이 이어졌습니다. "이렇게 항상 밝은 모습으로 운동을 하시니까 결과도 좋고 점점 건강이 좋아지잖아요." 물론 의사 선생님께는 AHCC를 먹는다는 이야기는 하지 않았지요. 아직까지 우리나라 의사 선생님들은 자신이 모르는 분야에 대해서는 권장을 안 하시니까요.

수술 후 5년째 검사에서 의사 선생님께서 "이제부터는 안 오셔도 됩니다. 1년에 한 번씩 정기검사나 하시면 됩니다." 완치 판정을 받으신 겁니다. 지금은 수술하신 지 7년이 지났습니다.

대장암의 진단에서 수술, 완치에 이르기까지 어떻게 하는 것이 최선일까? 매번 힘든 판단을 해야 되는 경우가 많았습니다. 암 환자를 둔 가족들에게 가장 힘든 것이 바로 이 판단의 순간이 아닌가 합니다.

어떤 선택을 하던 결과가 좋지 못하다면 그러한 선택에 대한 후회를 하게 되니까요. 물론 저희 같은 경우에는 결과가 좋았기 때문에 수술 후의 방사선 치료, 약물 치료를 포기한 것이 참 잘한 선택이 되었지만, 수술을 포기하고 대체요법을 시도했던 환자와 가족들이 결과가 좋지 않았을 경우 '수술을 한 번 해볼 걸' 하며 후회를 하는 경우도 많이 있으니까요.

그렇지만 어떠한 경우에도 확실한 것은 환자와 환자 가족 모두 환자가 받고 있는 치료에 대해 확신을 가지고 있어야 한다는 것입니다. 환자가 본인은 비록 병원 치료는 받지 않더라도, 본인이 먹고 있는 이 건강식품이 본인의 건강을 지켜줄 것이라는 확신이 있어야 합니다.

가족 또한 이러한 확신이 있어야 환자가 불안해하지 않습니다. 이렇게 확신을 갖기 위해서는 대체요법을 찾을 때 충분한 믿음이 가는 제품을 선택해야 한다는 것입니다. 즉 충분한 임상을 거친 제품인가? 또 임상결과는 어떠한가? 등을 충분히 검토한 후 확신을 가지고 치료에 임해야 혹 결과가 좋지 못하더라도 그나마 충격을 줄일 수 있을 것입니다.

이런 생각도 해 봅니다. 'AHCC를 드시지 않았어도 어머님은 재발하지 않았을 수도 있지 않았을까?' 물론 그럴 수도 있겠지요. 그렇지만 아무런 치료를 하지 않고 지내는 매일매일의 불안함은 이루 말할 수 없을 것입니다. 또 만약 아무런 치료도 하지 않고 재발이 되었을 때의 안타까움은 그 끝을 짐작할 수 없을 것입니다.

평상시에는 관심을 갖지 않아 잘 몰랐던 암을 치료한다는 약, 건강식품들이 셀 수 없이 많다는 것을 어머님이 암이라는 것을 알고 나서 알게 되었습니다. 이런 효과를 알 수 없는 암 치료제의 홍수 속에서 AHCC를 만날 수 있었던 우리 가족의 복됨에 감사하고 있습니다. 감사합니다.

두경부암에 AHCC
"종양 축소 효과로 관심!"

인도의 딜립 쿠마 파리다 연구진은 인도의 딜립 쿠마 파리다 연구진은 진행성 두경부암 환자 25명을 대상으로 시험을 하였다. 안면암 13명, 설암 4명, 중인두암 6명, 상인두암 2명의 모든 환자들은 처음 치료에서 완전한 절제가 되지 않았거나, 그 후의 재발 암 환자였다. 그 중 16명은 탁산과 플라티나계의 병용요법으로, 9명은 플라티나와 5-FU의 병용요법을 받았다.

모든 환자는 화학요법(항암제) 3일 전부터 AHCC를 섭취하였고, 화학요법 종료 후 1주일간 계속 하였다. 그 후 환자의 일반적인 상태, 거동 상태 정도, 대화나 수면 등 삶의 질에 관한 설문조사를 행하였다. 그 결과 20명의 환자가 화학요법을 받은 시점에서 그 전보다 상태가 좋아졌다고 응답했으며, 대부분의 환자는 AHCC 섭취 후부터 식욕이 생겼다고 응답했다.

주목할 점은 화학요법 시행 전에 헤모글로빈이 부족하여 수혈을 받은 12명의 환자가 AHCC 섭취 후 다음 화학요법 전에는 3명만이 수혈이 필요하였다. 또한, 22명의 환자에서 구역질, 구토, 백혈구 감소, 설사, 변비 등 화학요법과 관련된 부작용이 확실하게 감소하였고, 입원기간도 단축되었다. 놀라운 것은 재발된 암 환자였음에도 불구하고 11명에서 암이 축소되었고, 8명은 불변, 6명은 진행이 있었다. (제18회 통합기능성식품국제회의)

말기 암 환자의 치료율이 높기로 유명한 멕시코 오아시스병원에서는 유방암이 폐와 뇌로 전이된 전이성 뇌종양 환자에게 항암제와 AHCC를 섭취시켰더니 뇌 전이가 3개월 만에 소멸되었다. 이 환자의 경우 뼈 및 폐암 전이에 대한 항암제 치료에 실패한 경과가 있었는데, AHCC를 섭취함으로써 면역력이 상당히 높아지면서 전이된 부분의 종양도 축소되었다.

비인강암 사례 "눈물도 있었고, 두려움도 있었지만 결국 난 이겨냈다"

배종섭 (남, 44세, 비인강암 4기)

처음 암 진단을 받은 것은 7년 전이다. 저녁밥만 먹고 나면 눈꺼풀이 저절로 내려앉고, 아침에는 온몸이 녹녹해 일어나기가 힘들 정도로 피곤함을 느꼈다. 입맛이 없어 밥도 한 그릇 비우기가 힘들더니 체중도

지속적으로 줄어들었다. 평소에도 기침을 조금 했었지만, 그 즈음에는 재채기가 너무 심한 나머지 한 번 시작하면 멈추지 않아 옆 사람에게 민망할 정도가 되었다. 동네 이비인후과를 계속 다녔지만 별다른 병명은 나오지 않고 감기 초기 증상이라고만 해서 그런 줄 알았다.

그런데 그 해 12월쯤 목에 멍울이 만져졌다. 불길한 예감에 대구 동산병원에 내원하였더니 암일 수도 있다고 진단하였다. 믿기지 않아 다시 영남대학병원에 가서 정밀검진을 받았더니 비인강암이라는 난생 들어보지도 못했던 병명을 언급하였다. 암세포는 이미 임파선까지 전이되어 4기라는 말기 진단을 받았다. 아직 할 일도 많은 젊은 나이에 말기 암이라니!

그때 말기 암이라는 진단은 곧 죽음을 의미하는 사망선고나 다름없었다. 무언가 정리하고, 생각할 틈도 없는 와중에 아는 의사 한 분이 AHCC라는 약을 권했지만 받아들일 여유조차 없었다.

치료를 위해서 서울 K병원에 입원을 했다. 목과 코 사이에 암 덩어리가 3개 있고, 크기도 7Cm나 돼 병원에서는 포기상태로 일단 항암이나 해보자 해서 항암과 방사선을 하게 되었다.

그런데 옆의 환자들을 보니 치료받는 것을 너무 힘들어해 정작 항암치료를 하기도 전부터 항암제 부작용을 겪는 듯한 착각이 들 정도였다. 치료를 받고 있는 것이 아니라 고통만 받고 있는 것 같았다.

문득 항암제 부작용을 줄여준다는 AHCC가 생각났다. 그렇게 항암과 방사선 치료와 동시에 AHCC를 먹기 시작했다. 병원에서는 항암과 방사선 외에 일체의 다른 건강식품을 못 먹게 하였다. 하는 수 없이 의사와 간호사 몰래 먹어야 했는데, 한 번도 빠지지 않고 먹으려고 노력한 결과인지, 다른 환자들처럼 구토도 하지 않고 머리카락도 많이 빠지지 않았다. 그러자 암 덩어리도 차츰 줄어들어 1Cm 정도로 되었을 때 목 부분의 임파선을 절개하는 수술을 받을 수 있었다.

사실, 말기 암이라서 수술을 한다 해도 큰 기대를 하지 않았다. 하지만 7년이 흐른 지금은 버젓이 직장생활도 할 정도로 건강해졌다. 하지만 지난 몇 년간 음식조절과 운동을 정말이지 열심히 했다. 요즘은 나를 환자로 보는 사람이 없고, 건강한 사람보다 더 건강해 보인다. 내게 AHCC에 대한 믿음이 없었다면 긴 시간 먹을 수 없었을 것이다. 치료기간 동안 나아지고 있다는 걸 스스로 느낄 때마다 희망을 쌓아갔다. 눈물도 있었고, 두려움도 있었지만 결국 난 이겨냈다. 모든 것이 나의 긴 투병기간 동안 묵묵히 가장 곁까지 해줬던 우리 집사람과 또 AHCC 덕분이라고 생각한다.

자궁암에 AHCC
"실험결과 인유두종 바이러스가 사라졌다!"

**MD앤더슨 암센터의
임상 연구에서**

세계적인 암연구소로 유명한 미국의 MD앤더슨 암센터에서는 AHCC의 자궁암에 대한 치료 효과를 임상을 통해 밝혀냈다. MD앤더슨 암센터의 주디스 스미스 박사 연구팀은 자궁경부암 세포에 in vivo(시험관 내 실험)에서 AHCC를 단 1회만 투여 하였더니 강력한 자궁암 유발 세포인 인유두종 바이러스(HPV)가 사라졌다. 하지만 48시간 이내에 다시 검출되었다. 그 후 7일 동안 AHCC를 처치하지 않은 후, 다시 7일 동안 AHCC를 매일 투여를 하였더니 인유두종 바이러스(HPV)가 모두 사라지는 놀라운 결과가 나타났다.

인유두종 바이러스(HPV)는 자궁경부암 환자에게서 99.7%의 확률로 검출돼 자궁암의 주요 발병 원인으로 알려져 있다. 그 외에 항문

암 95%, 인후암 60%, 질암 65%, 외음부암 50%, 음경암 35%의 확률로 연관성을 갖고 있다.

동물실험에서는 90일 동안 매일 AHCC를 투여하였더니 인유두종바이러스(HPV)가 모두 사라졌고, AHCC 투여 중단 30일 이후에도 유지되었다. 또한 AHCC 비투여군에 비해 면역조절물질인 인터페론 알파, 베타, 감마 및 IgG1(면역글로불린) 수치가 증가하였다. 뿐만 아니라 자궁암세포(SiHa)의 증식도 지연시키는 것으로 나타나 AHCC가 자궁암의 예방과 치료에 큰 효과가 있는 것으로 나타났다.

자궁암 사례 1 "출발은 최악이었지만 결과는 가장 좋은 주인공이 됐어요"

안정숙 (여, 자궁내막암, 54세)

2011년 겨울, 후배가 운영하는 커피숍에서 커피를 마시는데 후배의 얼굴이 좋지 않았다. 무슨 걱정이라도 있냐고 했더니, 자궁의 물혹이 너무 커져서 어쩔 수 없이 자궁 적출수술을 해야 한다는 것이었다. 겁에 질려 있는 후배를 위로하며, 나도 요즘 폐경인지 하혈이 심하다고 하니 후배가 검사 한 번 해보라고 권하길래 대수롭지 않게 그 자리에서 병원 예약을 하고 검사를 받았다.

　1주일 후, 의사 선생님으로부터 도저히 믿기지 않는 검사 결과를 듣게 됐다. 자궁내막암이 의심되고, 꽤 진행된 것 같다는 소견이었다. 더욱이 폐경이라 여성호르몬이 부족한 것을 염려하였는데, 호르몬이 부족할 나이에 특이하게 여성호르몬이 과다하여 암이 생겨났다는 것이었다. 그것도 모르고 2010년 동네에서 간단한 검사를 했을 때는 신체 나이가 5살 정도 어리게 나와서 친구들에게 밥도 샀었는데….

순간 눈앞이 노래지면서 아무런 말도 나오지 않고, 넋이 나간 사람처럼 되었다. 가벼운 마음으로 가족 없이 후배와 함께 갔었던 병원. 병원에서 돌아오는 길에 후배의 차 안에서 내내 목 놓아 울고 또 울었다.

너무 괴롭고 생각은 복잡했지만, 죽더라도 죽을 준비는 해야겠다고 스스로 마음을 다잡고, 집 근처의 큰 병원으로 다시 검사를 받으러 갔다. 하지만 달라진 건 아무것도 없었고 오히려 임파로 전이가 있고, 폐쪽의 전이도 의심된다는 더 충격적인 결과를 들어야 했다.

개복해서 자궁 적출은 물론이고, 폐까지도 수술을 하느냐 마느냐 여부를 놓고 1주일 이상 교수님들의 회의가 진행됐고, 겁에 질린 나는 작은 소리에도 깜짝깜짝 놀라고, 간호사가 검사 때문에 내 이름만 불러도 얼굴이 하얗게 질리기도 했다. 그야말로 바람 앞의 촛불처럼 늘 위태위태한 하루가 마치 10년 지옥과 같았다.

나를 안심시켜 줄 수 있는 무언가를 찾고 있을 때, 주변에서 AHCC를 권해 주었다. 여기저기 알아본 결과, 임상으로 확인된 사례가 꽤 많다고 하였다. 나는 확고한 믿음보다는 두려움에서 벗어나고 싶었고, 내가 죽더라도 주변 정리를 할 시간이라도 벌자는 마음이었다. 그렇게 수술 날짜를 잡고, 수술 보름 전부터 AHCC 복용을 시작했다.

처음 한두 달은 워낙 내 상태가 위중했고, 항암치료 중 계속 토하고 못 먹어 몸무게가 12kg이나 빠졌다. 그때부터 AHCC를 하루 6포씩 제대로 먹기 시작했는데, 항암치료가 거듭될수록 비슷한 시기에 수술한 환자들보다 빠른 회복을 보이기 시작했다. 서서히 구토 증세가 사라지고, 식사를 하게 되면서 무서운 항암도 잘 견딘다는 칭찬도 듣게 되었다.

머리카락부터 온몸의 털이 다 빠지고, 뼈만 앙상해 구부러진 초췌한 내 모습을 보여주기 싫어 암 환자촌 골방에서 '이토록 고통스럽게 하시려면 저를 제발 빨리 데려가 달라.'고 신께 절규하던 내가 기적같이 나아지고 있었다. 그럼에도 겁이 많은 나는 담당 선생님께 AHCC를 계속 복용하고 있는데 괜찮냐고 여쭈었더니 먹어도 좋다고 하였다.

AHCC를 복용한 지 4개월쯤 지난 후에는 같은 병동의 암 환자 중에 제일 나쁜 상태였던 내가 암수치, 간수치, 백혈구 등등 모든 결과가 가장 좋아지는 이변이 생겼다. 제일 마르고, 못 먹고, 임파까지 전이된, 분명 출발은 최악이었던 환자가 가장 건강해진 것이다.

담당 선생님도 "우리 환자 좋아졌네!" 하시면서 너무 기뻐하셨다. 검사 결과지를 발급 받아 보관하고 수치를 체크하며 나아지는 결과에 감사하고 기쁨도 느꼈다. 어느덧 걱정하는 친구나 가족들에게 "난 3개월씩 끊어서 산다. 그러니까 더 알차다."라고 농담까지 하게 되었다.

그동안 나는 남들이 힘들다고 하는 영업직 직장생활을 20년 이상 하면서 별 어려움 없이, 늘 내가 가진 능력에 비해 잘 풀린 인생이라고 생각했다. 하지만 이제 와 돌이켜보면 휴식, 운동, 이런 것과는 거리가 멀게 늘 긴장하며 앞만 보는 생활이었다. 그러다가 운명처럼 말기에 가까운 암이 찾아왔고, 울부짖다가 방법을 찾아보자고 나를 달랬고, 그 과정에서 축복처럼 AHCC를 만나 3년 6개월이 지난 지금도 복용 중이다.

암 진단을 모든 사람과 사회와의 단절로 여겼던 나는 지금은 내가 먼저 말하지 않으면 아팠던 사람인 줄 모를 정도로 누구보다 건강한 사람으로 직장생활을 활기차게 하고 있다.

문득 투병 중에 친구가 보낸 문자가 떠오른다. "이 또한 지나가리라…." 이 글을 읽고 있는 환우 여러분! 여러분을 괴롭히는 암 또한 지나가리라 믿는다.

자궁암 사례 2
"앙상하던 몸에는 살이 붙었고,
동네 뒷산도 산책할 수 있게 됐어요"

문복순 (여, 자궁경부암, 55세)

저는 병원을 참 싫어했던 사람입니다. 18년 전 자궁경부암 초기! 자궁을 들어내는 수술 후 미련하게도 그 이후에는 주기적으로 검진을 받으러 가질 않았었습니다. 그래도 몸에 아무런 이상이 없어 잘 지내던 중 2011년 6월 어느 날부턴가 항문이 너무 아파 치질인가 싶어 항문 전문병원인 송도병원에서 항문 검진을 받았습니다. 그런데 청천벽력 같은 의사 선생님의 말씀… 단순한 치질이 아니라 항문암 같다고 큰 병원 가서 재검사를 받아보라는 것이었습니다.

집 근처 서울대학교 병원에서 정밀검사 후 들은 얘기는 자궁경부암이 항문과 임파선까지 전이가 되어 수술해도 결과를 예측할 수 없고, 소변 줄을 달고 항문까지 들어내야 된다고 하셨습니다.

가족들 모두 힘든 결정이지만 살아야 하겠기에 항문을 들어내고 인공항문을 달기로 하고 우여곡절 끝에 힘든 수술을 견뎠습니다. 나중에 들어보니 내과, 외과, 산부인과 수술 선생님들이 총 출동을 하여 수술을 힘들게 마쳤다고 들었습니다. 다행히 소변은 볼 수 있게끔 수술을 잘해주셔서 인공항문만 달았습니다.

수술 후 회복기에 혼자서는 아무것도 할 수 없었기에 다 큰 두 딸들이 항상 옆에서 간호를 해주며 소변 줄로 소변도 유도해 소변을 보고, 인공 항문 장루 또한 혼자선 교체할 수 없었기에 24시간 항상 옆에 붙어 제 손발이 되어 간호를 받았습니다.

그러던 중 병원 내 책자 안에 AHCC 메가포스에 대한 글이 나와 있는 걸 문병 온 제부가 보고 딸들에게 "너희 엄마가 살려면 이걸 꼭 먹어야 할 것 같다."며 권유를 했습니다. 그래서 자세히 보니 정말 너무 힘든 회복기에 필요할 것 같았습니다. 서울대병원에서 퇴원 후 방사선 치료를 일주일에 5번, 항암 일주일에 1번, 2박 3일을 맞으러 다녀야 했기에 가까운 요양병원을 알아보고 들어갔습니다.

시간마다 소변도 봐야 하고 장루도 있고 몸도 가누질 못했기에 병원 측에서 딸내미가 24시간 간호하는 걸 허락했습니다. 그리고 AHCC를 먹기 시작했습니다. 항암치료며 방사선 치료를 받으러 힘겹게 몸을 가누며 딸 부축을 받으며 방사선 33번, 항암치료 12번을 지하철을 타고 다녔습니다. 몸도 힘들고 잘 먹지도 못했습니다. 물 한 잔만 마셔도 다 토하고 토할 것이 없는데도 계속 헛구역질이 끊이지 않았습니다. 온몸은 매일 잠도 자지 못할 정도로 쑤시고 힘든 시기였는데도 하루에 4포씩 꼬박꼬박 AHCC를 먹었습니다. 살기 위해 먹었습니다.

워낙 큰 수술을 한 이후라 처음부터 AHCC를 먹기 시작한 후 바로 좋아지진 않았지만 믿었습니다. 호전반응이라고 하는 것도 보았습니다. 꾸준히 복용을 하고 나니 그 힘든 방사선치료며 항암치료를 무사히 잘 받을 수 있었습니다.

모든 치료를 끝내고는 하루에 2포로 줄였습니다. 항상 꼬박꼬박 빼먹지 않고 먹었습니다. 병원에선 2개월에 한 번씩 CT를 찍었습니다. 의사 선생님께서는 결과가 아주 좋다며 굉장히 좋아지고 있다고 무엇을 먹고 있냐고 물어보기도 했습니다.

그렇게 2개월에 한 번씩 찍던 CT를 3개월에 한 번, 6개월에 한 번 점점 늘리며 CT를 찍었습니다. 늘어나는 기간이 건강을 말해주는 것 같았습니다. 메가포스를 꾸준히 복용하면서 없던 입맛이 돌아왔습니다. 앙상하던 몸에도 살이 많이 붙었고 이제는 동네 뒷산도 매일 운동 삼아 걷습니다.

지금까지 3년 넘게 꾸준하게 복용한 결과 주위에서 수술하고 암 걸렸던 사람이라고는 전혀 모를 정도로 많이 건강해지고 칙칙하던 피부도 많이 깨끗해져서 보기 좋다고 다들 그러네요. 그때 제부가 그 책자를 보지 못했더라면 지금 우리 가족의 인생은 어떻게 되었을까? 내 인생은 어떻게 되었을까? 종종 생각합니다. 항상 고맙고 감사합니다.

아픈 사람이 없으면 좋겠지만 친오빠가 간암이라는 판정을 받아 색전술을 받는다고 해서 AHCC 메가포스를 권해줬습니다. 정말 내가 효과를 보았고 좋았기 때문에 오빠를 위해 먹어보라고 했습니다. 건강한 삶을 위해 앞으로 싫은 병원이지만 꾸준히 검진 받으며 건강관리도 하고 아프지 않기 위해 노력하려고 합니다.

난소암에 AHCC
"종양 증식 억제에 효과"

MD앤더슨 암센터에서는 제17회 AHCC 국제연구보고회에서는 미국 텍사스대학 MD앤더슨 암센터의 연구 결과가 발표됐다.

그것은 AHCC와 난소암의 항암치료제로 쓰이는 독솔비신을 병용함으로써 상호적인 효과를 보였다는 것이었다.

연구 결과 AHCC와 독솔비신을 병용함으로써 암의 증식이 64.1%가 감소하였다. 또한 독솔비신의 단독 투여군보다도 AHCC와의 병용요법을 행하는 것이 종양 증식 억제에 31.2%의 개선 효과가 있었다는 연구결과가 큰 주목을 받았다.

**"설거지도 하고 엉망인 주방도 청소하고
꿈같은 하루하루를 살게 됐어요"**

김수자 (여, 56세, 난소암 3기 C)

2008년 봄, 내 나이 56세! 딸이 처음으로 여행하자고 비행기 티켓을 예약해놓았다고 했을 때 일주일 전 병원에서 자궁 쪽에 혹이 있다는 진단을 받았었다.

처음 병원에 갔을 때는 방광염 증세가 있어서 비뇨기과에 갔는데 방광염이 아니라는 말을 듣고 조금 걱정이 되었다. 순간 산부인과 병이 아닌가 하는 생각이 들어 집 근처 자주 다니던 산부인과에 갔더니 초음파를 보면서 고개를 갸웃거리더니 두 분의 선생님께서 혹은 있는데 어디에 붙어있는지 확실하지 않다고 하셨다. 그러면서 방사선과 병원에 가서 사진을 찍어오라 해서 찍어 갔더니 소견서와 검사 결과지를 주시면서 대학병원으로 가보라면서 별다른 말은 없었다.

그렇게 소견서를 받고 딸이랑 일본 가는 비행기에서 "배에 혹이 있다더라." 했더니 "떼어내면 되지 뭐."라며 가볍게 얘기하며 즐겁게 여행을 한 후 돌아와 대구 가톨릭대학병원 산부인과에 갔다.

교수님께서 소견서와 같이 검사한 것들을 보시더니 바로 입원을 해서 검사를 시작하자고 했다. 이튿날 입원해서 5일간 금식하며 대장·위 내시경, CT, PET 등 여러 가지 검사를 했다. 그리고 수술 전날, 교수님께서 혹이 많이 안 좋은 거라 하셔도 아무 생각 없이 수술을 받았다. 6시간의 긴 수술을 받고 마취에서 깨어나니 같은 병실 모든 보호자, 환자분들이 걱정을 많이 했다고 했다. 다른 환자들은 2~3시간 수술하고 나오는데 나만 오랜 시간 돌아오지 않으니 모두들 죽은 줄 알았다고 했다.

그렇게 시작된 투병생활. 금식 10일부터 시작했다. 복부를 배꼽 주위부터 길게 개복한 후 수술을 한 터여서 수술 후 10일이 지나서야 겨우 미음을 먹고, 또 죽을 먹었다. 다른 사람들은 다 퇴원하는데 난 왜 퇴원시켜주지 않느냐고 불평할 정도로 그때까지는 내가 암 수술을 한 지도 모르는 바보였다. 나중에 알았지만 난소에 혹이 너무 커서 대장에 붙어 대장도 일부 잘라내고 자궁, 나팔관, 임파선 등 여성 생식기를 다 들어내는 큰 수술이었다고 했다. 그도 그럴 것이 상처가 다 아물고는 아랫배가 홀쭉하게 빠져 있었다. 그렇게 입원 21일 만에 퇴원할 때 52kg이었던 체중은 6kg이나 빠져 있었다. 항암주사를 맞고 퇴원하겠냐는 교수님의 질문에 집에 가서 조금이라도 몸을 회복해 오겠다고 해서 일주일의 휴식 뒤 항암치료를 시작했다.

6차를 맞는다고 해서 그런가 보다 하고 시작한 치료. 처음 2박 3일 1차를 맞고 퇴원해 집에 오니 그때부터 시작된 고통은 말할 수 없는 고통이었다. 대장을 잘라서 그런지 변비 때문에 화장실에서 살다시피 하고 뼈마디 마디가 아팠다. 입속, 위장 등 어느 한 곳 안 아픈 데가 없었다. 밥을 해줄 사람도 없고, 죽 한 그릇 사서 며칠을 먹으며 약을 먹었다.

그렇게 또 2차 주사를 맞고 집에 오니 눈만 뜨면 너무 어지러워 천장이 빙빙 돌아가는 것 같아서 병원에 전화하니 신경과에 가보라고 했다. 신경과에서 진찰을 받으니 종양이 뇌로 전이됐을지도 모른다며 MRI를 찍어 보라고 했다. 사진을 찍으러 가는데 너무 어지러워서 서 있을 수조차 없었다. 그땐 차라리 죽고 싶다는 생각이 들 정도였다. 검사 결과는 다행히 이상이 없었지만 항암치료 후유증은 정말 무섭고 지금 생각해도 끔찍했다.

3차를 시작하기 전 부산에서 직장을 다니던 딸이 책을 한 권 사왔다. 책이 눈에 들어오지도 않았다. 모든 것을 체념하고 '이젠 이러다 죽겠지…' 하고 있었다. 그리고 '내 병은 난소암 3기 C. 5년 생존율 40%라는데 4기 바로 직전인 내가 그 40%에 들어가 살 수 있을까?' 그런 생각을 하고 있었다.

책장을 넘기다보니 21세기 꿈의 암 치료제라는 종이 한 장이 있었다. 눈에 확 들어왔다. 읽어보니 신면역기능 부활물질 AHCC가 국립병원 등 200여 개 병원에서 면역요법으로 채택되었고, 그 특징은 부작용 없고 식욕 유발, 통증 완화, 편한 수면 유도 등이 쓰여 있었다. 그런데 이것이 꼭 나를 살려줄 것만 같은 생각이 들었다. 딸에게 어떻겠냐고 물었더니 괜찮겠다며 바로 주문 후 3일 만에 도착했다.

처음에는 반신반의하는 마음도 없지 않았는데 60포 들어 있는 액상 AHCC를 처음 받은 날부터 기력 없이 누워만 있던 나는 아무 생각 없이 하루에 5~6개쯤은 먹은 것 같다. 복용을 시작한 후 3일째, 아침에 눈을 뜨니 생기가 돌고 세상이 달라 보였다. 오랜만에 일어나 설거지도 하고 엉망인 주방도 청소하고 반찬도 하는 등 정말 꿈같은 일이 벌어졌다. 2차 주사를 맞은 후 교수님께 너무 힘이 드니 더 이상 안 맞으면 안 되냐고도 했었는데, '이젠 살 수 있겠구나!' 하는 생각도 들었다.

그렇게 6차를 다 맞는 동안 매번 고생은 했지만 AHCC 덕분에 별 탈 없이 마칠 수 있었고 다른 환자들보다 수월했던 것 같다. 아주 작은 재발이 있어서 항암주사를 또 10번이나 더 맞았지만 입원할 때마다 환자 같지 않다는 말을 많이 들었다. 다른 환자들은 백혈구, 적혈구, 혈소판 등 수치가 떨어져 제때 치료를 못하는 경우도 많았는데 난 16번 치료 동안 백혈구 주사 한 번만 맞았으니 말이다. AHCC에 많이 의지하며 잘 견디며 치료받은 것 같다.

내가 수술하기 전 당뇨, 고혈압 등 성인병을 가지고 있는 친구들에게 "난 성인병 없이 살았으니 잘 살았다."고 했던 말이 지금 생각하면 부끄러운 일이다.

올해로 수술을 한 지 6년이 지나 내년 5월이면 7년을 살고 있다. 내가 죽어버리고 싶다 했을 때 딸이 "치료하고 살면 좋지."라고 했던 말이 생각난다. 지금은 AHCC를 먹지 않고도 밥도 잘 먹고 잘 지내고 있다. 그동안 고생시킨 아들, 딸, 가족들 모두 고맙다.

그리고 항암치료를 받고 계시는 암 환자 분들에게 용기를 잃지 마시고 AHCC를 먹어보라고 권하고 싶다. 지금도 내가 제일 사랑하는 친구가 유방암 수술을 받고 항암치료 중인데 AHCC 먹고 잘 견디기를 바란다.

다발성 골수종에 AHCC
"암세포가 사라진 임상사례"

**일본
시부타미중앙병원에서는** 일본 시부타미중앙병원에서는 다발성 골수종의 치료 사례가 있다.

종양세포의 침윤이 척추 외부까지 미쳐 등, 허리에 극심한 통증이 있고, 타병원에서 알케란(항암제)과 프레도닌(부신피질호르몬)의 투여로도 치료 효과가 없던 여명 6개월의 환자였다.

이 환자에게 AHCC를 섭취하게 하였더니 약 5개월 후 CT, MRI, 뼈 렌트겐 등의 검사를 받은 결과 암세포가 완전히 사라졌다. 같은 병원에서 또 다른 4기의 다발성 골수종 환자가 약 1년 6개월 만에 컨디션이 완전히 회복되는 등 다발성 골수종에 대한 임상도 이루어졌다.

> **다발성골수종 사례**
>
> **"길면 1년 진단 받았지만 6년째 잘 살고 있습니다"**
>
> 김성화 (여, 77세, 다발성골수종)

어머니는 처음엔 엉덩이뼈와 발뒤꿈치가 아파서 개인병원을 찾았으나 연세가 있으셔서 나타나는 퇴행성관절염이라는 진단을 받았다. 그 때는 그런가 생각하고 양약과 한약을 드셨고, 나름대로 물리치료도 받으셨지만 어머니의 건강은 좋아질 기미를 보이지 않았다. 좋아지기는 커녕 점점 심한 통증으로 급기야 잠을 못 이루는 날이 더 많아졌다. 큰 병원에 가서 MRI도 촬영했지만 어떤 특별한 병명도 모른 채 통증으로 인한 어머니의 몸은 더욱 쇠약해져 갔고 급기야 거동도 힘든 상태에 이르렀다.

다시 두 달이 지나서야 MRI 재검사를 통해 알게 된 병명은 '다발성 골수종'이라는 병이었다. 그 당시 의사는 여기에서 손을 쓸 수가 없으니 더 큰 병원으로 가보라고 하였다.

서울에 있는 삼성병원에서 다시 재진료를 시작했다. 그곳에서도 똑같은 병명과 함께, 길면 1년 정도 사실 것이며, 이미 손을 쓸 수 없는 상태라고 포기를 권유하는 듯한 이야기를 전해 들었을 때는 그야말로 절망 그 자체였다. 골수이식이라는 방법이 있기는 했지만 치료가 될 가능성은 20% 정도밖에 안 된다고 하였다.

겉으로는 아닐 거라고 서로를 위로했지만 믿지 않을 수 없는 현실에서 가족들은 그저 눈물만 흘렸다. '아, 불쌍한 우리 어머니! 항상 자식들을 위해 고생만 잔뜩 하셨는데 그 고생과 근심 때문에 엄마가 암에 걸리셨구나….' 라는 생각이 드니 그동안 편안하게 못해 드린 것이 너무 죄송스러웠다.

어머니는 병에 걸리고 나면서부터 급격한 체중변화를 보였다. 20Kg이라는 체중저하와 신장도 거의 10Cm 정도가 작아졌다. 거동도 제대로 못했고, 앙상한 뼈만 남았다.

입원하면서부터 바로 항암치료를 시작하였다. 말로만 듣던 항암의 부작용은 생각보다 심했다. 혀가 갈라지고 고열과 두통, 구역질로 음식을 드실 수도 없었기에 병이 아닌 항암치료 때문에 돌아가실 수도 있겠다는 생각이 들었다. 둥근 지팡이를 짚고도 화장실을 겨우 가실 정도로 혼자서는 움직이기도 힘들어 하셨다. 원래 어머니는 평소에 편찮으셔도 아프단 말씀을 잘 안 하시는 강한 분이었다.

힘들어하는 어머니에게 가족이 해줄 수 있는 것은 그냥 지켜보는 것밖에 아무것도 할 게 없다는 사실이 더욱 슬프게 했다. 항암치료는 한 달에 한 번을 하셨는데 식사를 조금 하실 수 있을 정도가 되고 겨우 조금 안정이 되는가 싶으면 어김없이 항암치료를 다시 해야만 했고, 다시 통증과 씨름을 해야 했다.

'다발성 골수종'이라는 병이 무엇이란 말인가?

이 병이 무엇이기에 이렇게도 사람을 힘들게 한단 말인가?

정말 저 고통을 조금만이라도 덜어드릴 수 있는 방법은 없는 것인가?

나는 병의 정보와 암에서 치료효과를 거둔 사람들의 이야기를 매일 책과 씨름하듯이 하여 정보를 알아가기 시작했다. 거기서 유난히 암을 치료하는데 AHCC라는 것이 많이 사용되고 있음을 알게 되었고, 또 더 많은 정보를 여기저기 물색한 결과 나을 수 있겠다는 확신을 가질 수 있게 되었다.

처음엔 하루에 6포를 드셨는데 아침, 점심, 저녁 나누어서 각 2포씩 복용하기 시작했다. 한 달 정도 드셨을까? 신기하게도 이 약을 드시면서 눈으로 볼 수 있었던 것은 어머니가 항암을 하실 때마다 따라오던 항암 부작용들을 아주 순조롭게 이겨나가는 것이었다. 항암을 할 때마다 가족들은 늘 긴장했었는데 이것을 드시고 나서부터 어머니의 모습은 확연히 달라졌다. 식사도 하시고, 표정에도 여유가 생겼다.

길게 사시면 1년을 진단 받았던 어머니는 지금 벌써 6년의 시간을 같이 하고 계신다. 많은 몸의 변화로 병원에 가는 시간도 줄어들었고, 힘들게 의지해야 했던 휠체어도 몇 년 전부터 무용지물이 되었다. 당신 혼자 산책도 하시고 집안의 작은 일까지도 무리 없이 하신다.

무엇보다 처음부터 죽음을 두려워하지 않았던 어머니의 깊은 신앙생활과 AHCC와 함께 한 꾸준한 시간들이 병으로부터 좀 더 자유로움을 얻은 것이라 생각한다.

췌장암에 AHCC
"부작용 경감과 삶의 질 향상에 도움"

**일본 교토시의
리쓰메이칸대학에서는**

일본 교토시의 리쓰메이칸대학에서는 췌장암 모델 랫트에 항암제 겜시타빈과 AHCC에 대한 항종양 효과를 검토하였다. 실험은 랫트에 췌장암 세포를 주입한 후 아무것도 투입하지 않은 C군(10마리), AHCC를 투여한 A군(10마리, AHCC 1,000mg/kg/day), 겜시타빈을 투여한 G군(10마리, 겜시타빈 50mg/kg/회, 주 1회 3주 투약 1주 휴약 2사이클), 겜시타빈과 AHCC를 함께 투여한 GA군(10마리, 투여방법 같음)으로 구분하였다.

실험 결과, 화학요법(항암제) 개시 후 5주째 이후에 C군과 A군의 종양의 중량이 G군과 GA군에 비해 유의하게 무거웠다. G군은 화학요법 종료 후에 백혈구 수의 감소가 현저히 떨어졌지만, GA군은 화학요법 종료 후에도 백혈구 감소가 확인되지 않았다. 또한 AHCC를 투여한 A군에서는 아무 처치도 하지 않은 C군에 비해 아폽토시스(암세포의 자살) 세포수의 증가가 있었다. (20회 통합기능성식품국제회의)

간사이 의과대학에서는 수술이 불가능하여 여명 6개월 정도로 예상되며, 겜시타빈 화학요법을 시행하고 있는 췌담도암 환자에서 AHCC 복용군(췌장암 33명, 담도암 4명)과 비복용군(췌장암 33명, 담도암 3명)으로 나누어 연구하였다. AHCC는 1일 6그램으로 식간에 복용하였다.

섭취 2개월 후 빈혈을 나타내는 혈색소 농도가 비복용군은 9.2g/dl인 것에 비해 AHCC 복용군은 평균 10.3g/dl로 항암치료 부작용으로 인한 혈색소 농도가 덜 감소하였다.

또한, 급성 염증반응 수치를 나타내는 CRP 수치가 AHCC 복용군 0.47mg/dl, 비복용군 2.30mg/dl로 낮았고, 입맛의 변화를 일으키는 미각 이상도 AHCC군에서 낮게 나타났다(16% vs 56%).

간에서 만들어지는 단백질인 혈청알부민 수치도 AHCC군(3.8g/dl)이 비복용군(3.5g/dl)보다 높았다. 그 중 1명은 췌장암이 소실되어, 경과 관찰 3년 후에도 건강하게 생활하였다.

이렇듯 AHCC는 화학요법을 받고 있는 췌장암 환자의 부작용 경감 및 삶의 질(QOL) 향상에 상당한 도움이 된다는 것이 밝혀졌다. (제17회 AHCC 국제연구보고회)

화학요법(항암제)과 AHCC 어떤 비밀 있을까?

CHAPTER 5

항암제의 부작용은 암 치료의 가장 큰 장애물이다.
때로는 항암제의 부작용으로 증상이 더욱 악화되기도 한다.
이같은 항암제의 부작용을 경감시키는 효과로
AHCC가 주목받고 있다.

AHCC는 항암제 부작용 감소에 큰 효과

식욕 증가, 구토 감소 등 수많은 임상으로 입증

일본의 야마자키 박사는 실험실에서 생쥐에 항암제를 주사하고, 여러 가지 건강식품을 시험하였다.

항암제를 투여 받은 생쥐는 사람에게 나타나는 여러 가지 부작용들이 그대로 나타났지만, 여러 가지 면역식품을 주어도 좀처럼 개선되지 않았다.

그런데 AHCC를 복용시켰더니 생쥐에게 식욕이 생겼고, 빠지고 있던 털이 다시 나오기도 하는 등 컨디션이 회복되는 것이 보였다. 그러더니 생쥐가 알아서 AHCC를 찾아 먹는 것이었다.

사람이라면 교육을 통해 먹으라고 권할 수 있지만, 생쥐가 본능적으로 좋은 것을 알아차리고 스스로 먹는 것을 보고 AHCC에 대한 신비감을 느꼈다고 했다.

항암제는 암세포든 정상적인 건강한 세포든 구분 없이 공격하며, 암 발생을 촉진하는 활성산소도 증가시킨다. 항암제의 부작용이라는 것은 암 치료의 가장 큰 장애물 중 하나이다. 구토가 나서 식욕이 없어지면 체중이 감소하고, 당연히 암과 싸우는 환자의 체력과 기력에 대단히 큰 영향을 주게 된다. 때로는 항암제의 부작용으로 인하여 증상이 더욱 악화되기도 한다.

그러나 AHCC를 함께 사용하면 면역력을 높이는 것뿐만 아니라 항암제의 부작용 경감에 대해서는 정도의 차이가 있지만 거의 100%에 가까운 효과가 있다.

또한, AHCC는 항암제 본래의 약효에는 관여하지 않으면서 항암제의 부작용만 경감시키기 때문에 항암제 본래의 목적에 더욱 부합한다. 더욱이 AHCC 자체에도 암세포의 사멸 등 항암작용이 있어서 항암제의 양을 줄여서 병용할 수도 있다.

이러한 AHCC의 항암제와의 병용에 대한 효과는 이미 임상으로 수많은 자료들이 있다. 일반적으로 항암제와 AHCC를 병용하는 경우 ▶**식욕 증가** ▶**구토 및 오심 감소** ▶**통증 감소** ▶**백혈구 수치 유지** ▶**간 보호** ▶**우울 및 불면증 감소** 등의 효과가 있다.

항암제의 부작용
경감 효과 5가지

극심한 스트레스의 주범
탈모 예방

항암제로 인한 부작용 중 탈모는 암 환자들에게 극심한 스트레스를 유발한다. 암 환자들이 암 치료를 받으면서 가장 두려운 부작용 중 하나가 탈모이다. 흥미로운 것은 AHCC가 항암제의 부작용인 탈모를 예방한다는 것이다.

일본 아미노업화학에서는 신생 랫트(실험용 쥐)를 이용한 동물실험을 하였다. 이 실험에서는 탈모를 유발하는 시토신아라비노시드(Ara-C)를 투여하는 동시에 AHCC를 경구, 주사 및 도포의 형식으로 투여했다.

다음 표에서 보듯이 AHCC는 탈모를 확실히 억제하고 있다. 그 중에서도 AHCC를 경구 투여한 랫트에서 가장 많이 탈모가 억제되었다. (제57회 일본암학회총회)

	마리 수	탈모도(강도)			
		1	2	3	4
콘트롤	3	3	0	0	0
Ara-C	7	0	1	1	5
Ara-C+AHCC(경구)	9	4	2	2	1
Ara-C+AHCC(주사)	10	1	5	2	2
Ara-C+AHCC(도포)	10	3	3	2	2

골수 억제 방지 효과

항암제는 암을 제거하는 강력한 수단이지만 빈혈과 감염의 원인이 되는 골수 억제가 빈번히 나타난다. 이 때문에 항암치료에 대한 충분한 치료 효과를 얻기 위해서는 골수 억제의 예방과 저하한 조혈기능을 회복시키는 일이 반드시 필요하다.

항암치료를 하고 있는 2기에서 4기의 유방암, 난소암, 위암, 폐암 환자를 대상으로 한 임상연구에서 1일 6g의 AHCC를 섭취한 암 환자의 백혈구 수가 평균 6,000에서 8,000 가까이 현저히 증가하는 것을 확인하였다. AHCC의 골수 억제 방지 효과에 대한 연구는 〈cancer epidemilogy〉에도 게재되었다. 이 실험에서는 골수 억제를 일으키기 위해서 마우스에 항암치료 중 많이 쓰이는 제제인 플루오루라실(5-FU)과 싸이클로포스파미드(CY)라는 2개의 화학요법제를 사용하였다.

5-FU와 CY를 투여한 마우스의 경우에는 적혈구 수가 감소했지만

AHCC를 투여한 군에서는 적혈구 수치가 정상치에 가까워졌다. 이 같은 결과는 AHCC가 화학요법에 의한 골수 억제의 방지에 사용할 수 있는 가능성을 나타내고 있다. (제8회 국제 AHCC연구보고회)

〈Journal of Experimental Therapeutics Oncology〉에 게재된 연구는 더욱 흥미롭다. 난소암, 유방암 또는 폐암에 쓰이는 파클리탁셀과 5-FU, 시스플라틴, 이리노테칸, 독소루비신 및 사이클로포스파마이드에 AHCC를 병용하였더니 골수 억제 예방에 대한 효과뿐만 아니라 간과 신장의 독성이 크게 경감되었다.

이렇듯 AHCC의 골수 억제 방지와 면역세포 활성화 기능은 항암 치료로 인해 백혈구와 적혈구 수치가 감소하고 있는 환자에게 의미 있는 소재가 되고 있다.

간기능 장해 예방

아미노업화학에서는 AHCC의 간의 보호작용을 확인하기 위해 마우스에게 화학요법제인 6-메르캅토퓨린(6-MP) 및 메쏘트레사트(MTX)를 투여하여 간을 인위적으로 손상시켰다. 이 모델에게 AHCC를 투여하고 일반적인 간기능 지표인 SGOT 및 SGPT 효소 수치를 측정했다. 이 수치가 높다는 것은 간 조직이 손상을 입어 간세포가 파괴되고 있는 것을 말해준다. 실험 결과 역시 화학요법제의 투여에 의해 GOT 및 GPT는 상당히 높은 수치를 나타냈다.

그러나 AHCC를 투여 받은 마우스는 거의 정상과 같은 수치를 보였다. 이와 더불어 AHCC군에서 마우스는 체중 증가와 함께 백혈구 및 적혈구의 수치도 크게 증가하였다. 이것으로 AHCC는 항암제에 의한 간 기능 손상을 예방하여 간을 보호한다는 것을 알 수 있다. (제4회 국제 암예방 치료학회)

구토·구역질 및 통증 완화

미국 암협회에 의하면 화학요법 때에 환자가 고통을 호소하는 부작용으로서 구토는 제1위, 구역질은 탈모 다음으로 3위를 차지한다. 구토 및 구역질은 생명을 위협하지는 않지만 식사를 할 수 없게 되고, 환자에게 불안감을 주는 등 고통이 혼합되어 QOL(삶의 질)을 저하시켜 항암치료를 중단하게 되는 경우도 있다. 구토를 멈추게 하기 위해 항구토제를 처방하기도 하지만 항상 효과가 있는 것이 아니고, 항구토제의 부작용이 수반될 수 있다.

여기에 AHCC의 항구토 작용에 대한 연구가 있는데, 조직학적으로 2기에서 4기의 암 환자가 8개월간 AHCC를 섭취했을 때의 QOL 변화를 보고하고 있다. AHCC는 특히 구역질과 구토뿐만 아니라 통증을 줄여 QOL 수치를 현저히 개선했다. (제8회 국제 AHCC연구보고회)

입맛 변화로 식욕 저하

항암치료를 받게 되면 입맛의 변화가 오게 되고, 위에서 열거한 구토 및 구역의 증상으로 환자의 식욕이 저하되어, 전신상태가 악화되면서 쇠약해지는 경우가 많다. 암 환자의 30%가 영양실조로 인한 사망이라는 통계가 있을 정도이다.

암 환자들은 이미 면역력이 떨어진 상태에서 식사까지 제대로 되지 않는다면 체중 감소와 근육 소실 및 감염에 쉽게 노출되기 쉬워 삶의 질이 상당히 떨어지게 된다.

일본에서는 AHCC를 약 800곳의 병원에서 사용하고 있는데 환자에게 AHCC를 섭취하게 한 경우 항암제에 의해 야기된 식욕부진을 상당히 완화시킨다는 것이 다수 보고되어 있다. 이에 따라 환자는 식욕의 상승에 동반하여 서서히 체중이 증가하고 전신 상태가 회복되는 것이다.

이상을 정리하면 AHCC는 화학요법제가 초래하는 탈모, 골수 억제, 간기능 장해, 구역질과 구토, 통증, 식욕저하 등의 증상을 완화하고 환자의 QOL을 개선하는 작용을 갖는다. 또 약제의 투여량에 따라 증가하는 골수 억제를 제어하기 때문에 의사가 치료계획을 실시하는 데에 도움이 될 것으로 기대된다. (제90회 미국 암연구회)

AHCC는 항암 치료 중에 사용하는 것이 안전한가?

화학요법제와 병용, 안전하다!

그렇다. 위에서 열거한 것처럼 AHCC는 시스플라틴 등의 항암제의 치료적 효과를 상승시키고 있다. 〈Journal of the Society for integrative Oncology〉에 게재된 미국 MD앤더슨 암센터의 연구자들은 "AHCC는 모든 연구들을 검토하여 볼 때 대부분의 화학요법 제제와 사용하는 것이 안전하다."라고 결론지었다. 또한 항암제뿐만 아니라 모든 양약과 건강식품과의 섭취와 병용하는 것도 좋다고 하였다.

| 에필로그 |

암 치료시 AHCC의 적용 방법

암 환자가 AHCC를 섭취하였을 때 가장 먼저 나타나는 효과는 입맛이 좋아지는 것이다. 두 번째는 기분이 좋아진다. 이런 것들은 중추신경계와 자율신경계가 암 독소의 영향력을 극복하고 정상적인 기능을 하기 시작한다는 긍정적인 사인이다. 정말 감사할 만한 의미 있는 변화다.

이런 변화가 지속된다면 말기 악액질 상태가 아닌 한 신진대사가 회복되고 호르몬계와 자율신경계의 변화뿐만 아니라 면역계의 변화를 유도할 수 있다는 긍정적 의미로 받아들여도 좋다. 경우에 따라서는 너무 입맛이 좋아져 체중이 증가한다고 고민하는 분들도 있다. 체중이 증가한다는 의미는 암세포에 의한 암 독성 우위의 상태를 극복하고 정상세포의 신진대사가 살아났다는 반가운 증거라고 생각하면 된다.

가장 마지막으로 나타나는 변화가 구체적인 면역 수치의 변화다. 악액질 상태까지 이르지 않은 많은 환자에게서 꾸준히 충분한 양을 복용한 경우 다양한 면역 관련 검사에 변화가 나타난다. 백혈구가 증가하고 혈색이 좋아지고 체력도 좋아진다. 암 진단을 받기 전보다 건강한 신체 느낌을 이야기하는 분들이 늘어난다.

보통은 3~6개월간 꾸준히 섭취한 사람에게서 종양표지자 검사나 방사선 검사를 통해 객관적인 면역의 변화를 확인할 수 있지만 어떤 사람의 경우는 매우 빠르게 변화를 확인할 수 있다. 물론 단시간에 극적인 변화를 보이는 경우도 있다.

일반적인 경우라면 최소한 6개월 이상 고용량을 복용하여야 한다. 포장에 표시된 일반적인 권고량(3g)은 면역을 유지할 수 있는 정도의 양에 불과하며, 면역력을 회복시킬 만한 용량은 아니다. 보통의 면역 강화용 용량은 2~4배(6~12g)에 이른다. 4기 암이라면 이 정도의 용량을 섭취하여 3개월간 경과를 살펴볼 필요가 있다.

그리고 암이 안정되고 축소되어도 가급적 용량을 줄이면 안 된다. 궁극적으로는 암이 사라지는 것이 목표이기 때문이다. 면역지표가 충분히 높더라도 AHCC 등 면역보조식품의 도움이 없이 스스로 만들어낸 상태가 아니다. 암이 축소되고 없어진 경우라도 일반적인 권장 섭취량 이상은 꾸준히 공급해 주어야 한다. 암 유전자가 정상 유전자가 되어 암 억제 유전자의 기능이 정상적으로 살아날 때까지 부족한 면역력을 보조해 주어야 한다는 사실을 기억하자.

| 참고문헌 |

Uno, K. et al. "Active hexose correlated compound (AHCC) improves immunological parameters and performance status of patients with solid tumors." Biotherapy 14, no.3 (May 2000):303-309.

Ishibashi H., T. Ikeda, et al. "Prophylactic efficacy of a basiodiomy- cetes preparation AHCC against lethal opportunistic infections in mice." Yakugaku Zasshi: Journal of the Pharmaceutical Society of Japan 120, no. 8 (August 2000): 715-9.

Spierlings E.L., H. Fujii, et al. "A phase I study of the safety of the nutritional supplement, active hexose correlated compound, AHCC, in healthy volunteers." Journal of Nutritional Science and Vitaminology 53, no. 6 (December 2007): 536-9.

Cowawintaweewat S., S. Manoromana, et al. "Prognostic improve- ment of patients with advanced liver cancer after active hexose correlated compound (AHCC) treatment." Asian Pacific Journal of Allergy and Immunology 24, no. 1 (March 2006): 33-45.

Gao Y et al. "Active hexose correlated compound enhances tumor surveillance through regulating both innate and adaptive immune responses." Cancer Immunology, Immunotherapy 55, no. 10 (October 2006): 1258-66.

Ghoneum M. M. Wimbley, et al. "Immunomodulatory and antican- cer effects of active hemicelluloses compound (AHCC)." Interna- tional Journal of Immunotherapy X1, no. 1 (1995): 23-8.

Kawaguchi Y. "Effect of AHCC on gastric cancer." Kiso & Rinsho (Fundamental Science and the Clinic), Life Science Co., Ltd., (2003): 179-84.

Matsui Y., J. Uhara, et al. "Improved prognosis of postoperative hepatocellular carcinoma patients when treated with functional foods: a prospective cohort study." Journal of Hepatology 37, no. 1 (July 2002): 78-86.

Won J.S. "The hematoimmunologic effect of AHCC for Korean patients with various cancers." Biotherapy 16, no. 6 (November 2002): 56-4.

Mach C.M., H. Fugii, et al. "Evaluation of active hexose correlated compound hepatic metabolism and potential for drug interac- tions with chemotherapy agents." Journal of the Society for Inte- grative Oncology 6, no. 3 (Summer 2008): 105-9.

Shigama K., A. Nakaya, et al. "Alleviating effect of active hexose correlated compound (AHCC) for anticancer drug-induced side effects in non-tumor-bearing mice." Journal of Experimental

Sun B., K. Wakame, et al. "The effect of active hexose correlated compound in modulating cytosine arabinoside-induced hair loss and 6-mercaptopurine- and methotrexate-induced liver injury in rodents." Cancer Epidemiology 33, no. 3-4 (October 2009): 293-9.

Sun BX and Mukoda T. "Prevention of myelosuppression from chemotherapeutic agents with AHCC." Amino Up Biochemical Laboratory. AHCC: Research and Commentary (2008).

Yamazaki M. et al. "Efficacy of AHCC in preventing side effects of chemotherapeutic agents." Teikyo University Graduate Medical Life Sciences Chemistry Department. AHCC: Research and Commentary (2009).

Miao G. et al. "Effect of AHCC on progressive destruction of pan- creatic islets in the spontaneous type 2 diabetic STD rat." 12th International Symposium of the AHCC Research Association (2004).

Wakame K. Protective effects of active hexose correlated compound (AHCC) on the onset of diabetes induced by Streptozotocin in the rat. Biomedical Research 20, no. 3 (1999): 145-52.

Mach C.M., H. Fugii, et al. "Evaluation of active hexose correlated compound hepatic metabolism and potential for drug interac- tions with chemotherapy agents." Journal of the Society for Inte- grative Oncology 6, no. 3 (Summer 2008): 105-9.

| 도서 |

The Patient's Guide to AHCC, Philippa Cheetham, Woodland publishing
AHCCの基礎と臨床, ライフサイエンス社
암 치료의사 14인의 증언, 무라오구니시, 열음사
암세포가 두려워하는 AHCC의 비밀, 장석원, 건강신문사
항암면역식품 AHCC의 모든 것, 모리 소이찌로, 기능식품신문
암을 극복한 33인의 증언, 최장일, 월간암

**암!
면역이면 충분하다**

서재건 지음

1판 1쇄 발행 | 2015년 4월 20일
1판 3쇄 발행 | 2020년 9월 1일

발행처 | 건강다이제스트사
발행인 | 이정숙

출판등록 | 1996. 9. 9
등록번호 | 03 - 935호
주소 | 서울특별시 용산구 효창동 5-3호 대신 B/D 3층 (우편번호 140-896)
TEL | (02)702-6333   FAX | (02)702-6334

- 이 책의 판권은 건강다이제스트사에 있습니다.
- 본사의 허락없이 임의로 이 책의 일부 또는 전체를 복사하거나
  전재하는 등의 저작권 침해행위를 금합니다.
- 잘못된 책은 바꾸어 드립니다.
- 인지는 생략합니다.

값 9,900원
ISBN 978-89-7587-093-4   13510